冰人呼吸法

The Wim Hof Method:
Activate Your Full Human Potential

WIM HOF

[荷] 维姆·霍夫 著

徐黄兆 译

本书中提供的训练方法和建议仅供参考，不构成专业的医疗或健康咨询。建议充分考虑自身健康状况，咨询医生等专业人士的意见后谨慎实践，作者和出版方不对因此造成的任何后果承担责任。

谨以此书献给所有的孩子，
献给天下所有的父亲母亲，兄弟姐妹。
但最重要的是，我想把它献给你，
那个抛却恐惧的你，
那个愿意潜入灵魂深处的你。
我希望你能重获力量，帮助他人，
并最终向大自然伸出援助之手。

将要直面的与已成过往的,相较于深植于我们内心的,皆为微末。

而将内在袒露于世界之日,便是奇迹上演之时。

——亨利·斯坦利·哈斯金斯(Henry Stanley Haskins)

目 录

代　序　一次意料之外的会面　　/ iii

前　言　所有的美好都在等着你　　/ xi

第 1 章　传教士　/ 1

第 2 章　冰人的诞生　/ 13

第 3 章　每天冷水澡，身心疾病少　/ 27

第 4 章　呼吸啊，浑蛋　/ 51

第 5 章　心灵之力　/ 75

第 6 章　奥拉娅　/ 107

第 7 章　为了健康而训练　/ 127

第 8 章　维姆·霍夫训练法与行为表现　/ 149

第 9 章　真理相伴　/ 169

第 10 章　冰人的生活日常　/ 179

第 11 章　放下祖先的负担　/ 187

第 12 章　超越五感　/ 203

第 13 章　寻找内在之光　/ 215

后　记　改变世界　/ 229

致　谢　/ 231

常见问题　/ 235

注　释　/ 243

术语索引　/ 253

延伸阅读　/ 269

代 序
一次意料之外的会面

这是一次在美国佛罗里达州棕榈滩召开的商业健康大会，这可不像一位保守的医学研究员会出现的场合。我不知道自己该不该来，不过我一直在心里提醒自己，心态要开放些——谁知道命运为你准备了什么，你会见到谁，又将学到些什么。很快，我现身于此的理由就揭晓了——一个男人走上了讲台。参会的大多数人都西装革履，他却只套了件T恤，还留着络腮胡，仿佛在说："比起打理自己，我还有更重要的事情要做。"接着这个名叫维姆·霍夫的男人讲述了他的经历。他自创的呼吸训练彻底震撼了我。

他的体验，恰好是我一直在寻找的增强人体"激素应激"（hormetic stress）的方法。理论上来说，高强度的压力会对人体造成不利影响，但低强度的压力却可以让我们变得更健康、更强壮——这就是激素应激。激素应激研究者花费大量时间研究压力的阴暗面，了解慢性压力和抑郁如何拖垮我们、缩短端粒长度以及引发疾病。但与此同时，我们也非常清楚，压力并非一无是处。短期高压会让生物体细胞发生巨大的积极变化。例如，提高蠕虫生活环境的温度会提高蠕虫的寿命，但如果温度升高太多，它就会直接死亡。对于人类激素应激的研究不多，很多问题仍然悬而未决，例如是否存在可以安全开启细胞中正向应激效果的自然途径？我们是否已经把握住了美好生活的关键？我们究竟应该从哪里开始寻找这些问题的答案？在听了维姆·霍夫的演讲以后，我觉得他提供了一张探索上述问题的有效地图。

会后，维克多·布里克（Victor Brick）和琳恩·布里克（Lynne Brick）夫妇找到了我。原来由于精神疾病，维克多的弟弟不幸离世，现在他正在多方寻找关于预防、治疗抑郁症和其他严重精神健康问题的自然方法研究。（不少元分析的结果表明，大型药企推广的药物解决方案除了安慰剂效应外，并没有多少效果。）而正是在这一次会议上，一项研究宣告诞生。

代 序

回到加州大学旧金山分校以后,我将维姆·霍夫和他的训练方法介绍给了同事,不过当时我并没有直接问:"我们可以研究这位冰人吗?""冰人"这一绰号,可能是初识维姆·霍夫时留下的第一印象。在多部关于维姆的纪录片中都可以看到有一小群人跟着他进行训练。你可以真切地感受到他们的肾上腺素和团队凝聚力,通过不断磨炼身心控制的极限,例如在寒冬只穿着短裤待在冰面上,依靠意念和呼吸法来让身体热起来。有人会在屏住呼吸的情况下做俯卧撑,完成的次数比想象中更多;你会看到年轻男性围住他,空气中弥漫着强烈的阳刚之气;还有病人讲述自己在实践维姆·霍夫训练法后奇迹般痊愈的经历。尽管在严谨认真的医学院研究人员看来,这些场面堪称危险信号,然而这种激素应激方法的强大效果战胜了我们对于反常事物的警觉态度以及对受追捧事物的怀疑。和我一样,我的同事们也看到了这一方法的潜力。而且更让我们高兴的是,对于严苛的对照实验方案,维姆·霍夫表达了百分百的支持。

打破26项世界纪录的壮举,以及以他本人为对象的纪录片和畅销书的出现令维姆·霍夫声名鹊起。但他也知道,仅凭逸闻和故事无法让医学界承认某种方法的有效性。缓慢、艰辛、客观以及具备怀疑精神的科学研究才是理解一种方法并将其应用至健康领域的唯一途径。研究有助于理解维姆·霍夫训练法的作用机制，确认其安全性和有效性并通过临床对照试验了解对病患的影响。截至目前，该方法已经在小规模试点研究中显示，在应对内毒素[1]以及脊柱炎时有效改善了免疫系统反应，表明它可以缓解慢性炎症和慢性病症[2]。眼下，一些无法通过运动来激活自主神经和心血管系统的脊髓损伤患者，也成了维姆·霍夫训练法的测试对象。此外，有不少老年人也正在实践这一方法，维姆·霍夫训练法实践小组中甚至有超过90岁高龄的人。

  我一直密切关注维姆·霍夫训练法的最新同行评审研究。我的结论是，我们需要采取严谨的态度来看待这一方法在改善健康和延缓衰老方面具有的独特潜力。在加州大学精神病学系的研究中，我们花了一年时间，向一些生活压力较大的人群教授维姆·霍夫训练法，并仔细检测了受试对象的日常情绪反应、自主应激反应和细胞衰老指标。在研究过程中，我们并没有提到维姆的名字，也不给方法贴标签，因为这些做法会带来所谓的"上师（guru）效应"，即受试者产生对于某种方法有效性的强烈信念。这与我们正在研究的运动、冥想等其他方法不同。

这是一个全新领域的起点。我们已经了解训练法的某些方面，例如呼吸法如何暂时改变血液 pH 值。已经有一些理论解释了训练法的机制，不过随着时间的推移以及更多研究的出现，这些解释会发生改变。为了所有人的福祉，为了医疗保健向着自我保健方向的转变，我迫不及待地想要了解更多。

然而真正引人注目的故事来自维姆本人。维姆完成了很多壮举，例如在湖泊的冰面下游了 30 多米，或者在 28 小时内与一群人徒步登上乞力马扎罗山。虽然维姆·霍夫并不是为名利做这些事的，但这些成就足以说明这种训练法可以推动人超越自己的极限，让我们解锁身体和心灵的巨大潜能。这是一个真实的故事，讲述了一个男人的生命激情，他对自然、万物、家庭和人类的热爱。这份热爱让他有动力分享自己治愈疾患的心得。从孩提时代起，他就感受到自己与自然之间的深厚羁绊。身处杂食文化之中，他在 13 岁时就戒除了肉食。这也是一个关于人类苦难和奋斗的故事——人性的经历和永不满足的好奇心驱使维姆不断探索身心的极限。

在这个真实的故事里,维姆向我们展示了所有人都能做到的事。这种基本训练法需要人类独有的信念之力、强烈的意志力与注意力。我发现,在生理不适和痛苦(寒冰、冷水再加上屏住呼吸)中达到放松的辩证方法,绝对是一种非凡之举。作为一个热爱冥想的人,我也相信这是一种特别有趣的内观状态。不同于单纯的静坐冥想,它具有强烈、急速的效果,需要我们保持全神贯注和内在感知。以这种方式训练身心,对于抗压韧性的培养也具有很大潜力。

这种训练法清楚地表明,我们相信什么决定了我们能做到何种地步。正如维姆指出的:"你相信自己能做到也好,无法做到也罢,你都是对的。"在考克斯博士(Dr. Kox)和皮克尔斯博士(Dr. Pickkers)的领导下,来自荷兰拉德堡德大学的研究小组发表了一项研究,表明对结果的乐观预期与这一方法引发的某些生理反应有关。[3] 维姆·霍夫训练法需要身体和心灵的共同参与,另外还需要一点信念。

有机会出席在棕榈滩举办的那次会议,我真的非常高兴。我也非常荣幸能向读者介绍维姆·霍夫,介绍这个人类健康和自我保健领域可能发生的最大革命之一，以及我们干预自身调节激素应激水平的能力。下一阶段的答案有赖于科学研究。在此，我要提醒自己，也要提醒诸位读者，科学是一个缓慢的知识积累过程，没有一项研究能解决一切。我们应当以安全的自我体验方案和严格的科学探究流程来认真审视这种训练法，以及由此衍生的其他方法。我建议读者暂时先放下种种下意识的怀疑，保持好奇心和开放心态，切身地感受维姆·霍夫训练法，然后再寻找问题的答案。去尽情享受吧！

艾丽萨·埃佩尔博士（Dr. Elissa Epel）

前　言

所有的美好都在等着你

你想拥有更旺盛的精力、更少的压力以及更强健的免疫系统吗？你希望能睡得更香，提升认知和运动能力，改善情绪，减轻体重以及缓解焦虑吗？如果我告诉你，你可以通过释放心灵的能量，在短短几天内实现所有这些愿望呢？

为了能够让自己生活得越来越舒适，人类发明出了各种技术，但随着科技越来越发达，我们似乎失去了与生俱来的在极端环境中生活的能力——生存都无法保证，更不用说茁壮成长。然而当环境压力消失以后，那些我们创造的、让生活变得更便利的事物，实际上却令我们愈发孱弱。如果我们能够重新唤醒人类祖先的强大生理潜能，结果会如何呢？

我用了将近40年的时间来发展和完善这套训练法，它基于3个自然的基本理念：低温暴露、觉知呼吸和心灵之力。这套训练法帮助我达成了在许多人看来简直不可思议的壮举，创造了20多项吉尼斯世界纪录。这些壮举包括：在北极圈内身着短裤、光脚跑完半程马拉松；在不喝一滴水的情况下，横穿非洲纳米布沙漠，完成全程马拉松；我还尝试过在厚厚的冰层下游出超过60米的距离，以及在冰天雪地里一次性站立数小时且保持身体的核心体温；我曾只穿短裤登上过世界之巅。这些都是事实。

这些行为为我赢得了"冰人"的绰号，但我并不是超级英雄，也不是遗传怪胎，更不是所谓"上师"，这些技巧也不是我发明的。人们对于低温暴露和觉知呼吸的实践已经有上千年的历史。我提及这些并不是为了吹嘘，而是想提醒大家，我们能做到的事情还有很多。我想点燃你对身体、心灵和美丽人性的敬畏。我想邀请你来见证自己的生命绽放，超越自身的限制条件。这种方法适用于所有人。我能做到的事，你同样也能做到。我在世界各地传授这套训练法并亲眼见证了显著效果。那些接纳这一方法的人不仅有效改善了糖尿病，还缓解了帕金森病、类风湿性关节

前言

炎和多发性硬化症带来的虚弱症状，甚至对包括红斑狼疮和莱姆病在内的一系列自身免疫性疾病也有效果。[1]

健康和幸福的秘诀其实掌握在你自己手中。你可以按自己的节奏，在家中安全地练习维姆·霍夫训练法。不需要药片、注射剂、维生素、补充剂、辅助设备或者任何形式的特殊饮食——你需要的只是你自己，以及释放自身潜力的愿望。这本书就是你的指南。

那么，你准备好了吗？接下来，我将会分享自己从出生在荷兰小村庄到如今走向世界舞台这一路以来的人生经历。我会解释训练法的来龙去脉、作为基石的哲学理念以及支撑它的科学事实。另外，我还将举出一些实践者的案例，通过练习，他们彻底地改变了自己的生活。在此过程中，我希望激励你去释放心灵的强大力量，重新掌控自己的身体和生活。所有的美好都在等着你。

让我们踏上征程吧！

―第1章―

传教士

呼吸就像一扇门。没了呼吸,人还剩下什么呢?它是你我以及所有人的起点。它是所有生命的初始。

我是双胞胎中的一个孩子。1959年我出生于荷兰,当时医院还没有可以检查母亲子宫里是否有两个孩子的超声设备。因此,母亲在生下我哥哥安德烈被送回产床休息时,我其实还在她的肚子里。母亲感觉到体内的异样,好像还有个东西,但她不知道是什么。当然,在惊心动魄的分娩过程中,女性本就处在迷茫状态。

但这究竟是怎么回事?生下安德烈以后,她依然感觉不对劲。作为一个已经有过4次生产经历的女性,她知道自己的感觉不会出错。此前的分娩都没有这样的感觉。所以,在康复室休息时她告诉医生:"我觉得身体里还有东西。"然而医生却不屑一顾:"分娩之后就是这样。那只是多余的宫缩,仅此而已。"说完便转身离开了,母亲依然被单独留在房间里等待精力恢复。但体内的那种感觉没有平息,反而变本加厉。一瞬间她猛然醒悟,肚子里还有一个孩子。她开始呼喊护士,但多次来探望的护士却不断宽慰说,医生的判断不会出错,只是宫缩而已,用不着担心。然而,最终他们发现,母亲的感觉没错,确实还有另外一个孩子。不仅如此,如果再耽搁一会,这个孩子就活不成了。

他们立刻将产床推进了手术室,然而我所在的位置太深,无法自然分娩。母亲陷入了一种异常的意识状态,孩子可能会死掉的可怕念头在她的脑海中挥之不去。在被推进手术室之前,她大喊:"上帝,让这孩子活下来吧!我会让他成为一名传教士!"她害怕医生要动刀子,而她会失去这个孩子。在那一刻,恐惧唤醒了坚定信念的力量。

我的母亲是一位坚强、虔诚、聪慧和坚定的天主教徒。在28岁组建家庭以前,她一直做着办公室工作,是一位非常独立的女性。在那个年代,女性在有了孩子以后就不能继续工作了。她们需要照顾家庭,而男人负责养家糊口。

第1章 传教士

我和哥哥出生时,家里已经有3个孩子,而在我们之后,母亲又生了4个——她感觉每个孩子都像是上帝赠予的礼物。她非常严肃地看待生孩子这件事,好像这是她作为天主教徒的职责一般。她也将这种务实、倔强的作风带到了抚养孩子的过程中。母亲没有接受过太多正规教育,她的双亲都是农民。她的母亲,也就是我的外婆,因为患有精神分裂症需要接受收容治疗,所以母亲和兄弟姐妹不得不在母爱缺席的情况下坚强生活。当时由父亲独自抚养孩子还是颇为罕见的。

我的母亲凭借强烈的信念,想通过信仰引领我来到人间。总之,在走廊吹来的冷风中,在无人知晓的力量的帮助下,我出生了。或许有很多孩子曾像这样,在极端的条件下降生。何谓业报?何谓天命?我不知道。当时的我不过是个小不点。近乎窒息的状态让我浑身发紫。我感到寒冷。母亲强烈意志的感召犹如我灵魂中的烙印,在一片混沌中我来到这个世界。我什么也不是,无助而弱小。在那一瞬间,我开始呼吸。

这就是我来到人世的方式。九死一生,勉强活了下来。当然,我并不记得当时发生了什么,母亲倒是讲过很多次这个故事。或许由于这种不同寻常的降生方式,让我对于无法言说、非同寻常的神秘事物都抱有向往之心。还记得4岁时,我有过一次灵光一现的时刻,在那一瞬间,我整个人都动弹不得。我看见了光!**这究竟是什么东西?**它淹没了我。我没有思考,只是置身于光之中。光到底是什么?我当时没懂,现在也不清楚,但是这段记忆无法磨灭。

16年间,我和哥哥安德烈同住一个小房间,同睡一张床。我们都喜欢稀奇古怪的玩意。我们会把钱省下来,买一些异域的植物。不过即便我们二人有很多相似之处,我还是觉得自己与众不同。我们的房间墙壁上挂着西藏寺庙的照片,一度令我非常着迷。到12岁时,我开始研究瑜伽、印度教和佛教这些深奥的学说,还有心理学。不过,我并不是家中最优秀的学生。我的母亲关爱体贴,但也非常严格,她要求我们保持聪敏。我们很穷,因为父亲有健康问题,无法正常工作。在当时,智力是家中的"情感货币"。哥哥们努力成为学校里的佼佼者,而我却毫无希望。我和安德烈被叫作"皮皮二人组"。我们形影不离,有时好得像一个人。不过我觉得自己有点奇怪,容易激动,和其他人格格不入。

第1章 传教士

记得 7 岁时,我和朋友们在雪地上玩耍,建造了一个小雪屋。玩了一会儿,所有朋友都回家了,只有我留了下来。一种美好的感觉笼罩着我,我干脆一屁股坐在了雪地上。天色渐晚,因为我没回家,父母和哥哥们开始出门寻找。平日里,我经常在锡塔德附近的森林里玩耍,像其他孩子一样盖盖小木屋,玩玩人猿泰山游戏,但那天是下雪天[1],而从小我就非常喜欢雪。当家里人发现我时,我已经昏睡了一段时间,甚至当他们摇醒我时,我还很不情愿。后来我才知道,当时我正处在所谓的"白色死亡"阶段——人会打瞌睡,体温过低,陷入昏迷,最终走向死亡。如果不借助外界热源,这种死亡过程实际上是不可逆转的。[2] 家里人从雪地里抱起我,将我带回了家。当时的情形颇为凶险,但万幸我恢复了过来。

11 岁的时候,同样的事情又发生了一次。这一次是在放学回家的路上,我想坐下来休息一会儿。那天天气冷得彻骨,我竟然坐在邻居家的门廊上睡着了。我不知道究竟发生了什么,应该是有人打电话给医院,称看到一个孩子在寒冷的室外睡着了,然后救护车来了。我醒过来时自己已经在医院,医生让我留观了一个星期。同样,我再一次康复了。但同时我也意识到，如果没人叫醒我或将我带到温暖的环境里，我无法在这两次经历中活下来。低体温症的奇特之处在于你根本不想醒过来，只想一直睡下去。我不太清楚为什么会这样，但这是我与寒冷的初次邂逅。虽然异常凶险，但感觉却颇为愉悦。我感到如梦似幻般美好。感谢生活，再见了，人生！没有关系，不必担心害怕，只是一个美好的、玫瑰色的梦。

还有一次经历也值得一提，那时我只有 6 岁。我和朋友在家附近的森林里玩耍。有一个孩子从小河里装了一瓶污水，泼在了我身上。污水里充满了细菌，让我感到非常恶心。我相信朝我泼水的孩子并无恶意，只是在调皮捣蛋或者想把自己的意志强加于人。他对我说："我已经 8 岁了，比你大得多，看看我能对你做什么。"现在我依然能记起当时的无力感。他不仅比我年长，块头也大得多。我束手无策，只能默默承受羞辱，垂头丧气地回到家里。之后的两个晚上，我一直在吐绿色的胆汁，最后父母带我去了医院。经检查，我患上了黄疸出血型钩体病，是一种极具传染性的罕见疾病。[3] 体内的感染非常严重，我在医院住了 3 个星期。当然我又一次康复了。

第1章 传教士

这些记忆记录了我早年和雪以及细菌感染"交手"的经历,而这二者在我此后的人生中扮演了重要角色。由此看来,这些插曲仿佛是未来的预兆。

❄

自童年时代起,我就很喜欢听人讲故事。无论是真实的故事,还是奇闻怪谈,只要开始讲述,我就会被故事牢牢吸引住,不想漏掉一个字。人们的讲述就像旋涡一样将我卷入其中。我还是一个玩心很重的孩子,热衷于玩人猿泰山的游戏,喜欢在森林里消磨时光。我们在树上搭木房子,用旧自行车胎做成"蔓藤"在林间飘荡。我们还将"蔓藤"连在一起,挂在树枝上,然后从一棵树荡到另一棵树,发出像泰山一样的叫喊声。

只要有时间,我和我的双胞胎哥哥就会跑去森林里冒险。我们一整天都在盖房子、爬树和挖地洞,还有点燃小火堆烤土豆。时至今日,我依然觉得那些土豆是我吃过的最好吃的食物,只要撒上一点盐就如此美味。它们象征着自由,而没有餐厅能做出这种美食,因为我们是在与大自然的联结中享用着食物。自然让我们的感官更加敏锐了。

如今很多孩子都错失了这种机会。他们沉迷于电脑、电子游戏和虚拟世界，忽略了真正的现实：带来刺激、培养和打磨感官的大自然。在我看来，正是与自然的脱节带来了抑郁症和其他的问题，这真是大不幸。

12岁时，我钻研过心理学、印度教、佛教和瑜伽。和许多同龄人一样，我也当过辅祭。当然，这源于我母亲是个虔诚的天主教徒，要求我们每周日都要去教堂做礼拜。出于对母亲的尊重，我认真地遵守着，但我感受不到自己与教堂之间的联结，反而感到无聊。于是我对参加教堂礼拜开始抱有抵触情绪，但母亲坚信这是我们必须履行的道德义务。在母亲眼中，任何逃避的借口都没有用。她牢牢地掌控着我们，我和兄弟姐妹被迫忍受着周日去教堂的惯例，而在年幼的我看来，一切都没什么意思。我是为"周六"而生的，到了周六我就能钻进树林，把自己弄得脏兮兮，用最大的嗓门模仿人猿泰山的呼喊。我可以在森林里尽情奔跑，创造东西，发明无数的游戏。我沉迷于自由的玩耍之中。对于具有创造力和想象力的孩子来说，森林就是仙境，和教堂完全不一样。

13岁时，我决定遵循素食主义。在我所处的文化中，

第1章 传教士

这属于一种激进行为——所有人都吃肉,而且将吃肉视为天经地义的事情。但在做出决定前,我认识了一位老人,他用自己的方式对抗着吃肉的文化。他曾在圣诞节前告诉我:"如果上帝有觉悟,这个节日又是地球上的和平时刻,那为什么会上演大规模的动物屠杀事件?"为什么会这样?我开始思考那些被人类消费的动物以及肉食工业对待动物的方式,意识到了其中的残酷性。活生生的动物被装在卡车里运走、杀死。这一过程毫无自然之道,也不是狩猎采集,只有屠杀和残忍。这究竟是为了什么?

我越是思考,就越发坚定了每天减少肉食的想法。几个月后,我真的戒除了肉食。在当时的文化背景下,这种行为相当于给自己打上了"异类"的标签——只有家人对此不以为意,他们觉得这不过是我的众多怪癖之一。突然间,我就成了那个不合群的人。每个人都对我指指点点,似乎在说:"你是异类。"于是我变得更加独立,待在自己的小世界里。通过素食、钻研深奥学科、留着像嬉皮士一样的长发,我开始与世俗文化划清界限。像许多人一样,我曾努力压抑自己的天性,但一旦接纳了自己的与众不同并与之和平相处,我便开始了进一步的自我隔离,尊重自己的意识以及对周围世界的感知方式。我是一个敏感的孩子。我学会了按照自己的方式去成长。

❄

我从来都算不上一个优秀学生。在历史、语言、数学和科学这些科目上,我的成绩不算差,但也不算特别好,我确信自己无法像那几位成绩优秀的哥哥一样进入高等学府深造。那个时候,身在大家庭里,学业优秀关乎生存问题。读完最好的中学,去上最好的大学,成就伟大的事业,赢得所有人的瞩目——这种故事打动了我,于是我也报名了周末课程,想证明在学习上自己不比别人差。我积极参与课堂讨论,只用了6周时间就成功完成了课程,被一所高等学校录取了。但没过多久,我就发现学校教育不适合我,最终只待了3个季度就退学了。

是的,我辍学了,对此我一点也不感到羞愧。现在我给很多教授和医生们上课。打破常规和改写科学记录是我现在的工作之一。局外人的身份让我对学术研究成果一无所知,只是遵循自然,凭借直觉和本能的力量在社会上生存。但整体上,社会更重视有形的、可以被他人定义的成果，正如律师、银行家等职业大受追捧。但这些都不是我的人生之路。直觉和本能将我引向了另一个不同的方向，这需要感谢我的母亲。她不仅创造了我，还把这种特质烙印在了我的 DNA 和灵魂深处。我并不认为我很特殊，我相信每个生命都是独一无二的，我们应当以独特的方式来对待它。

―第 2 章―

冰人的诞生

我的家乡锡塔德在荷兰的最南端,距离德国边境仅800米,距离比利时也只有12千米,位于地图上荷兰国土的最狭窄处。从小我既受到德国和比利时文化的影响,也受到这两个国家中法语和德语族群的影响。当然,荷兰文化的影响自不必说。从12岁到17岁,我一直做着送报纸的工作,主要是《大众日报》(Algemeen Dagblad)和《电讯报》(De Telegraaf)。送报的时间通常是清晨,一天里最特别的时间,周围寂静无人,我蹬着自行车,仿佛和自然达成了一种节律上的和谐。

我是个简单的人,我也一直保持着这种秉性。相比市场上那些崭新、花哨的自行车以及配备的各种小玩意,我更爱自己那辆又老又旧的自行车。我曾经骑着它去了3次西班牙，还有一次几乎抵达非洲。我不知道该如何形容这些旧自行车，它们就是我的宝贝。

我送报纸的区域颇多丘陵，负重前行尤为艰难。通常当我将车篮装满报纸再骑车上山时，报纸重到我需要在半山腰停下来歇一会（加厚的周六特刊尤为沉重），上山后再下来，然后又是下一趟。这段经历让我的身体变得强壮，最终我在这些山丘之间如履平地。记得在锡塔德举办的某个节日比赛中，我骑着一辆健身脚踏车，仅用1分零2秒就完成了1千米计时赛。对于这样的成绩，一开始我并没有多想，直到一位职业自行车手以1分零4秒完赛，另一位职业自行车手以1分零6秒完赛，我才意识到自己赢了比赛。越过山丘风雨无阻地送报纸的那些清晨还教会了我自律。

在那五年里，每天我都会在凌晨3点半睁眼，在床上翻身先做50个俯卧撑，这就能彻底清醒了。父亲会给我和哥哥们每人端上一大杯咖啡，我们会在4点前出门送报纸。这是一套雷打不动的精确程序。然后我要带着装满报纸的背包，顶着夜色踏遍锡塔德的各处山头。我能听到各种鸟儿的叫声，看到兔子在街上游荡，这一切如此神奇又发人

第 2 章 冰人的诞生

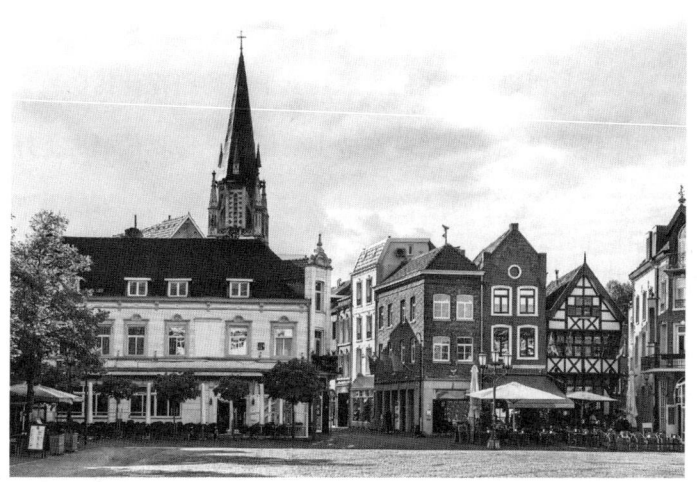

家乡锡塔德市历史悠久的市集广场

深思。我所看到和感受到的一切不需要用语言表达。在山间陪伴我的就只有我的自行车和报纸，五年里的每一天都是如此。

这段经历让我变得像军队里的特种兵战士一样坚强。对于想要变得坚强的孩子，我都会建议他去山区送报纸。其间你会逐渐了解自我，因为身边无人可以交流；你会陷入沉思，会不偏不倚地平静地看待这个世界；你会孤身一人，无论天气状况如何都必须完成任务；你会在灵魂深处发现自我。

带着初生的力量以及自信，17岁的我和哥哥安德烈一起骑车去了西班牙。我们骑了几千千米的路程。我在装报纸的旧袋子里装了一些基本的生活用品。那真是一次美好的经历。荷兰的10月已经真正入秋，天气寒冷，不时会下起秋雨，室外温度很低。冒雨骑行加剧了身体对于寒冷的不适感，整个人就像泡在冷水里，我们几乎冻得半死。但无论如何，我们还是坚持了下来，一路前行穿过了比利时的阿登山脉，积雪和低温令我终生难忘。中途有一次，我们停下来准备吃点东西，随身携带的食物只有干燕麦片，然而我甚至吃出了榛子的味道，真令人称奇。

如果你沉浸于自然之中，专注于一切自然中的元素，身体就会进入深层运转模式，真正激活所有感官。你会在身体需要的时候而非固定的用餐时间进食，同时你会发现自己的食欲也发生了深刻的变化，甚至连干燕麦片都成了美味佳肴。如今人们已经几乎失去了这种与自然的联结和深层感知，很多人无法在日常生活中体会其价值所在。那时在严寒中骑行的我们却深刻地体会了这种感觉，直至今日依然留存在我心中。

我和安德烈骑车穿越了阿登高地，日益接近法国南部

第2章 冰人的诞生

著名的蔚蓝海岸。在整个骑行过程中，我们不仅见证了天气逐渐转好，也目睹了植被、建筑和人们生活方式上的变化。随着气温趋于温暖，人们更多地走到户外，彼此之间有了更多交流，也将房屋粉刷得更加鲜艳。在法国南部，10月是一个美妙的时节。从那里开始，我们一路追随阳光抵达了西班牙，而当时正值甜瓜、橙子和无花果的收获季节。我们采摘水果、四处闲逛，度过了一段美好时光。骑自行车旅行就是这样，不像开车旅行，坐在车里就像看电视，你坐着不动，透过窗户才能看到外面发生了什么。骑车时，你情绪昂扬、精神抖擞，环顾四周时好像一切事物都被放大了，你和它们之间建立了某种直接的联系。即便已经过去了40多年，我依然能够回忆起那些水果的滋味，还有弥漫在空气中的甜香，哪怕现在我已经60多岁了。

我想让这种与自然联结的深层感受能够被更多人理解。你可以是人猿泰山，也可以是珍妮；可以是国王，也可以是王后。王冠并不只是有国王称号的人戴在头上的象征物，更像是当你情感流露或大脑处于完全活跃状态时，笼罩整个人的气场。你仿佛身处电磁场中发出辐射，这股能量会让你成为国王或者王后，这是一场自然的加冕仪式。像国王或者王后一样行动吧，戴上属于自己的王冠，那就是真实的你。

当时的我并不知道自己寻找的正是这种联结。随着时间的推移和阅历的丰富，我渐渐开始理解。出生时母亲的祈愿就像我人生的安全线。母亲的力量既美好又充满爱意，因为它发自自然天性，人最好倾听这股力量。细心呵护、长久陪伴，这往往就是母亲力量的呈现，我在母亲的爱和祈愿的保护下长大。17岁时，我开始主动探寻更深层次的自我，也敏锐地意识到，这个世界有着更为丰富的内涵。我迫切渴望看到那些尚未被看到的事物。

我的法语词汇量虽然有限，但和人们沟通起来却毫无障碍，因为我想传递的信息超越了语言的范畴，来自我的内心。一路上，我们遇到了很多充满活力的、开放的陌生人，这些经历解放了我的心灵，让我与那个在他人眼中异类的、格格不入的自己达成了和解。我们越往南走，越远离荷兰，就离那些我们习以为常的文化信仰和生活经验越远，然而我却感觉离自我更近了。我终于能够摆脱那些日常感受到的偏见。一个人只有直面自己心中的光芒，精神内核才会发生奇妙的变化，你会重新认识自己。每个

第2章 冰人的诞生

自觉进入那道光芒的人,都是在追求和寻找相同的东西:意义。

在靠近法国和西班牙边境的比利牛斯山,我和安德烈遇到了一个名叫沃尔夫冈的男子。沃尔夫冈是德国人,比我们年长一些。一年中他用半年时间在德国做护工,剩下的时间则会骑行去非洲。在我们相遇时,他已经完成了两次骑行。我记得他讲述了自己穿越苏丹撒哈拉沙漠的故事。当时由于沙地里无法骑车,他只能推着自行车步行。当他沿着一条小路行进时,不知从哪里突然冒出来一只狮子!狮子看到了他,但可能被自行车车身反射的太阳光吓到,

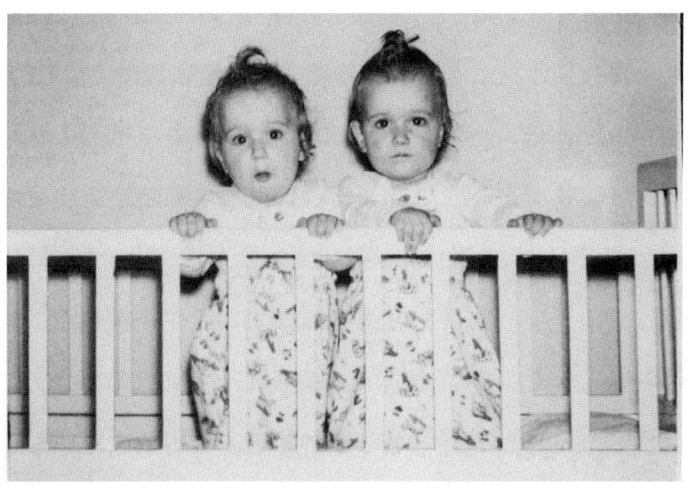

我和哥哥安德烈

很快就跑开了。沃尔夫冈当时差点魂飞天外,不过这并没有阻止他再次选择同样的路线。

我还记得沃尔夫冈会认真倾听我说的每一句话。当时我还只是一个 17 岁男孩,青涩懵懂,而他虽然只比我大几岁,阅历却相当丰富。不过对于我和我的想法,他从来都保持尊重,从不流露轻蔑的态度。他能感觉到我在寻找内心深处的某种东西,却又不知道那是什么。在向他诉说的过程中,我敏锐地意识到,自己在向一位有着世界旅行经验的年长者求教。他曾在野外遭遇一头落单的狮子却存活了下来,独自骑行到非洲旅行半年,这样的人还有什么恐惧?他拥有勇气且了解自己,而当时的我还在找寻。但正是从那一刻起我意识到,我总有一天也能认清自己,更重要的是对此有了信心。

对于我而言,这是意义深远的领悟。我渐渐意识到,这会将我从自我的恐惧中解放出来,踏上正确的求索道路。我发觉源于内心深处的自然智慧是每个人生来就拥有的,但有时我们受到种种限制,无法辨识它,或者无法信任它。我们常常将这种智慧误认为是遥远的梦想,或更糟糕地,将它等同于愚蠢。

第2章 冰人的诞生

我和沃尔夫冈谈论着哲学和其他不着边际的话题，相处得非常愉快。安德烈有时候会旁听我们的谈话，但大多数时候，他骑在前面，和我们拉开几百米的距离。安德烈是一个比我更务实的人。他听着我和沃尔夫冈全神贯注地交谈，完全没有打断的意思。我和沃尔夫冈的对话颇具深度，我第一次对于真正的静修有所理解。之后正是借助静修，我才开始深度觉知并将内心的能量注入意识之中。我意识到每个人的内心都有这样一处圣地，而走进这处圣地便是我的目标。

我记得旅途中有一天，当我在一片瓜田里醒过来以后，突然有了一种很不一样的感觉。我不知道为什么会有这样的感觉。我又一次审视自己的内心，终于意识到这是一股将大脑与心灵更深处联结起来的能量，由此对它有了一种深刻的理解。原来二元论并不存在，心灵和自然本就是一体的。但我还是我，一个一直存在的，然而全新的我，也是一个超越之我。在接下来的三个星期里，我一直处于这种状态中。

之后，我们又回到了荷兰，回到混乱和制约中，迎接接下来的人生旅程。

❄

17岁那年，我住进了一个由占屋者组成的大家庭。在当时的荷兰，未经同意住进他人房屋的占屋者在某种程度上是可以被接受的。[1] 因为有些人拥有的不动产多到不知道该如何处理。于是占屋者会直接走进别人的房屋，直言不讳："你购买这个房产是为了投机，好从房地产市场获利，但其实里面根本没有住人。这毫无道理！这虽然是你的私产，但也是生活空间。我们无处可去，决定就住这儿了，煤气费和电费我们自己付。"我是占屋者，也是一个抗议者。我相信我们有义务纠正错误的事情，或者至少要站出来表示反对。我在那所房子里住了8年。那是一段真正自由的时光，完全没有规则约束。我成了社会的"弃儿"，生活在体系之外，占屋进一步加深了我与社会之间的隔阂。这种生活状态使我愈发追求内在精神，让我不但能够自由思考，还创作了大量的音乐。

如今在荷兰、美国或其他国家，占屋变成了一项危险主张，但在我的生命之中，那却是一段如同田园诗一般的美好时光。那是一处纯粹的自由地，有上百人和平共处，

第2章 冰人的诞生

一起创造。融入社会和谋求生存的压力得到了缓解，生活在同一片屋檐下的人们便能够回归自我，回应自身的创造性渴望。所以，那里洋溢着艺术和音乐。每天都像过节，各种话题层出不穷，每个人都仿佛精力无限。在那几年里，我创作了不少音乐作品，也和很多人展开过辩论，甚至可以说我在那里培养了自由思考的能力。

我承认，占屋并不适合当下社会。但同时我也相信，哪怕只是休假，每个人在一生中都应该拥有一段时光和一处空间，能够享受自由的生活。想要拥有自由，首先需要学会放手。如果不去尝试表达自我，那即便从某个体系的规范和道德伦理中解脱出来，又有什么好处可言？只会导致另外一种压力。

在那个我自由生活的地方，创造性的表达得到了应有的珍视，但与此同时我变得非常自律。我认为自律是解放自我的途径之一。之后在一个安静的冬日周日清晨，在贝娅特丽克丝公园默默思索着这一切的我，注意到水面上有一层薄冰。

我感受到了一股无以言表的吸引力，我环顾四周，没有其他人。或许我可以脱掉自己的衣服，就这样赤裸裸地走进冰冷的水中。我真的就这样做了。我非常清楚地记得，寒冷没有给我带来丝毫困扰，我只是感觉好奇。你能想象吗，这种好奇心带来的刺激感，竟然比水温的刺激要强烈许多。尽管现在我明白了个中缘由，但在当时那只是一种感觉。[2] 冷水对我的身体产生了意想不到的影响，令我感觉良好。我把玩着身体周围的一层薄冰，同时对自己有能力在其中玩耍感到惊奇。我盯着这些薄冰——没有思考，只是看着——心中却在想：哇，这可太好玩了！我在冰水里！完全没问题！人们都说：泡在冰水里是疯狂之举，你可能会没命，这样做没有任何好处，这是自然界的不利因素之一，我们必须保护自己免受其害——但在这一刻，所有这些想法都消失了。我感觉很好。我在水里停留的时间并不长，或许只有 1 分钟或者 1 分半钟，但足以进入意识层面，超越语言和智力限制，感受到与内心深处的联系。

　　现在，我终于理解，好奇心的力量胜过了水的寒冷，这是心灵伟大力量的展现。然而人类已经失去了与这种力量之间的联系，因为我们很少冒险。我们喜欢安全地缩在自己舒适温暖的家中，远离那些能迅速提升身体能量的环境应激源。因此心灵无法超越极端力量给身体带来的影响，

第2章 冰人的诞生

也难以接受意识可以战胜物质的真理。我认定这是真理，并决意奉献出生命中的大部分时光来身体力行。数十年来，我经常直面来自想象力贫乏的反对者的嗤之以鼻和各种质疑。但多年前的那一刻是我全部追求的起点。从水里出来时，我感觉很好。我颇为震惊，但并未多想。内啡肽的涌现让我在回家的路上依然兴致勃勃。

几天后，我回到公园的湖边，重复了同样的事情，得到了同样的结果。当然，如果你总能从一件事中体验到良好的感觉，那么你肯定会经常去做。我开始注意到，每当浸泡在冰水中时，我总会不由自主地喘气。在某一次尝试中，当我做完25次深呼吸时，我的身体就像触电一样疯狂刺痛起来。我不知道为什么要进行深呼吸，是直觉在指挥我，我遵循了内心的指引。冷水会让你的呼吸更加深沉，更具有自主意识。二氧化碳被排出体外，肌肉开始收缩，这是基本的生理学常识，与此同时也激活了自主神经系统。这是一种奇妙的感觉，逐渐形成了一种模式。它是有机的、渐进的，这种对寒冷的生理体验以及直觉引领着我，让我发现了知觉与身心之间的联系。这一发现让17岁的我充满活力，十分兴奋。

冰人呼吸法

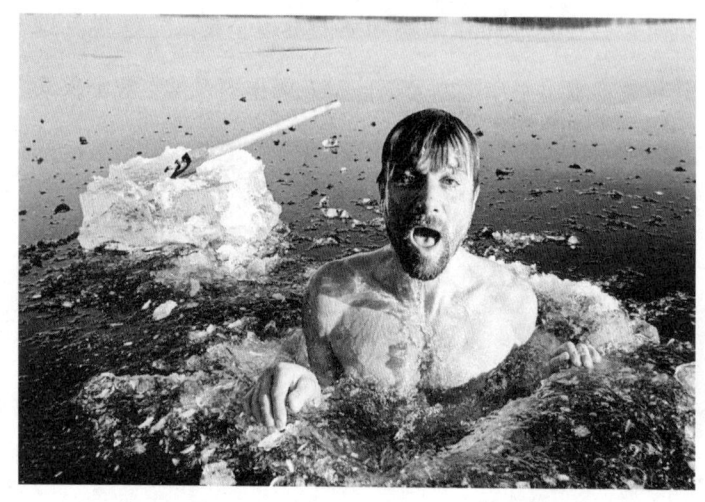

通过呼吸练习，我周身充满了能量，逐渐不再需要触发机制。我可以待在冰水里 5 分钟不用吸气。与此同时，我开始在冰水中游泳。25 年来，每一个冬天我都日复一日地游泳，其间我学会了如何有意识地控制自己的身体。这并不是一夜之间实现的，我清楚地记得那是在一个非常寒冷的夜晚，我穿着短裤坐在室外，我知道自己已经发现了一个秘密。"冰人"诞生了。

―第3章―

每天冷水澡，身心疾病少

如果有心探寻，你会发现生活中有很多无法用双眼看见的事物。我们大多数人都遵循着一条已知的、可预测的人生道路：上学，就业，享受休假，如果幸运的话，获得加薪。经历定义了我们，但却不等于我们。我们的存在，灵魂深处的那个自己，其内涵要比表面的定义丰富太多太多。亲近灵魂，你会发现自己的思想和身体竟然拥有如此巨大的能量。我们与生俱来的思想和灵魂如同光一样，是时候唤醒你内心拥有的真正力量了。通过有意识地联结曾经人们认为无法触及的爬行动物脑，我们会抵达一处全新的疆域，一处大脑胜过身体的意识领域。这会让你真正相信基于直觉和本能的判断。进入冷水之中，重新调整自己的身心，拒绝原始的本能感受——寒冷是敌人，我们应当生火并坐在山洞里抵御寒冷。我们唯一要对抗的只是自身的局限和恐惧。

我的美国朋友克里斯托弗·瑞安（Christopher Ryan）围绕着这些深层感受，写了一本名为《文明至死》（Civilized to Death）的书，讨论人类文明开化为何让我们如此沉湎于舒适区，以至于完全被享乐的想法支配了。作者提出疑问，现在的人类非但不再生活在自然中，更是与自然形成了对立，但归根结底究竟在对抗什么？事实上，寒冷和它带来的不利影响并不是我们的敌人，寒冷知道要如何激活我们的血管系统，要知道我们每个人身体内的静脉、动脉和毛细血管连在一起长达10万千米[1]，差不多是赤道的2.5倍[2]。心血管疾病堪称现代人类的头号杀手，但很多情况下疾病完全可以避免。[3] 人体的血管系统被无数的小肌肉群包围着，数百万年的进化使这些小肌肉可以根据天气的变化来收缩或扩张血管。不管天气冷热，我们的核心体温必须始终保持在37摄氏度。核心温度只下降1~2度，人就会进入体温过低状态。如果下降2度以上，那么情况便不可逆转：核心体温会直线下降，导致机体无法继续产热。血管系统通过收缩和扩张来保护人体不受冷热影响，将体温维持在正常范围内。总而言之，这是一套非常精密的系统。

但我们是怎么做的？我们穿上了衣服。我们简直太爱穿衣服了，裙子、西装、漂亮的领带；还有古驰、范思哲，时尚品牌人人都爱。但是，衣服减少了外界对血管系统的刺激。受到自然环境影响，血管系统会扩张或收缩，肌肉张力在这一变化过程中会得到锻炼。但如果穿上衣服，包裹得严严实实，血管系统就得不到刺激，小肌肉群也不会发挥作用，最后承担后果的是心脏。当血管周围的小肌肉群没有在最佳状态下工作，心脏就会被迫更加卖力地泵动才能让血液流经全身。这给心脏带来了不必要的长期压力，也是心血管疾病成为现代社会"头号杀手"的主要原因之一，此外还要加上不良饮食习惯和缺乏运动。

要如何抗衡这个"杀手"？其实每天洗个冷水澡就行。现在的医疗系统越来越由药物解决方案驱动，而不是自然疗法。虽然很少有人会推荐后者，但答案很明显——自然疗法既简单，又有效。我们的血管系统必须接受刺激才能达到所需要的肌肉张力。它不需要训练，只需要唤醒。一旦唤醒，在10天时间内，一系列变化就会如同魔法一样出现在身体里。

曾经踏入过冷水泳池或忍受过"冰桶挑战"的人都知道，冷水给身体带来的即时冲击就算并非痛苦至极，也绝不舒服。不愿接受这种不适也情有可原，毕竟这并不愉悦。不过正如身体能及时适应泳池中的冷水一样，随着反复接触，它也会适应冷水浴。起初冷水会引发冷休克反应，即喘息反射（gasp reflex），这是一种完全正常的反应。这种反应可能会导致一定程度上的过度换气，但随着身体放松，开始适应当前的新环境，这种不受控制的生理反应便会渐渐消退。尝试冷水浴的次数越多，你就会越发习惯一开始的寒冷冲击，甚至开始渴望这种感觉。

17岁的时候，在直觉的指引下，我冒险进入了冷水中。现在我终于明白，这种直觉源自我出生时遭受的创伤，不过那是属于我的个人经历。关于冷水浴只要你能做到就好，至于是怎么做到的其实并不重要。虽然我当时有某种体悟，但却无法在书中找到相应的解释。因此我走进了大自然，找到了书本中没有的答案。自然是我们所有人共有的，我觉得有必要向大家分享我的收获。如果我们学习了保持血管健康的正确知识，就能更好地对抗心血管疾病。

洗冷水澡时，我们血管周围的小肌肉群都会激活和得到锻炼。只需要10天，你就会注意到自己的心率明显下降，每分钟减少了15至30次，并且一天24小时都可以保持这种状态。这意味着压力减轻了。无论何时，只要你的身体感受到了压力，心率便会增加，理解这一点很重要。压力相当于向身体发出了原始信号，要求激活肾上腺素和皮质醇，这会启动下丘脑-垂体-肾上腺轴和其他耗费能量的生化过程。由于血管状况不佳，你的心脏也需要更加费力地运转以泵出更多血液。

即便你体内的能量所剩无几，上司也还在颐指气使，配偶要求多多，孩子顽劣淘气，所有这些都会让压力水平继续增加。道路堵塞或交通延误更是火上浇油。这一切都导致压力骤增，由于血管系统已经受损，心脏必须更卖力地运转，无休无止。

如果血管系统得到锻炼——我称之为"血管适能"（vascular fitness）——就能有效消解上述压力。一旦适应冷暴露训练，你就可以尝试"雪地瑜伽"，即在雪地里做瑜伽。你可以赤膊、光脚，只穿短裤，到寒冷的户外去练习。如果在前15分钟里，你没有感到寒冷，表明血管系统已经适应了这样的环境。这是与生俱来的能力，但因为习惯了舒适，我们反而对自然的最佳血管状态感到陌生。这简直太不幸了，我们需要仰仗血液系统将血液输送给组织细胞，供应营养物质、氧气和维生素以保证健康身体的所有需要。如果血管系统得到锻炼，心率就会降低。这便是压力的消解之道，而这一切都始于冷水浴。

　　冷水浴就像通往心流、能量和平静的入口。我并没有夸大其词，它可以让你窥见心灵超越身体的力量。例如，你可以在冲完热水澡后再来个冷水浴，即在寻常的淋浴后，以一分多钟的冷水浴作为结束。坚持10天左右，当再次进入寒冷环境时，你就能主动调节自己的血管系统。人类的身体具有惊人的适应能力，10天的冷水浴就能让血管弹性恢复最佳状态，身体开始重掌主动权。而随着血管系统的复苏及肌肉群的强化，身体与你的大脑、意志之间便开始建立联系。

维姆·霍夫训练法：初学者的冷暴露

直接进入冰水的冲击过于强烈，所以如果你想尝试，最好先让身体有所准备。我们平时习惯按季节增减衣物，这降低了外界的刺激，导致血管系统处于不良状态。并且大多数西方人每天都会使用温水淋浴，人们不喜欢寒冷的感觉。所以不妨在结束温水淋浴后，加上一段30秒的冷水淋浴。只需要30秒就会看到效果。

人人都能忍耐30秒的冷水淋浴，特别是在冲淋温水、积累了热量之后。温水有助于血管扩张，帮助血液流动。或许一开始冷水会让你有些不适，但30秒也不算特别难熬。

当环境温度从温暖转为寒冷，人体血管系统中的所有小肌肉群都会开始活跃起来。它们先闭合，再打开，再闭合，如此往复，使得肌肉张力保持最佳状态。建议循序渐进，一开始在每天淋浴结束后附加15秒的冷水淋浴。一周后，你就会感觉自己能忍耐30秒甚至更长时间。这是因为血管平滑肌的张力正在不断提升。你会一整天都感到血脉畅通、精力充沛。一旦忍耐时间超过 30 秒，你就会逐渐培养出抵御寒冷冲击的能力。你能抑制颤抖反应，连喘息都不那么剧烈了。突然间，水不再那么冰凉。相反，它就像是一股力量，而站在原地的你如同另一股反作用力与它对抗。你的身体处于可控状态。你正在唤醒自己的生理能力和神经活动。这一切简直令人惊叹！

第 1 周　温水淋浴结束时，接受 30 秒的冷水淋浴。

第 2 周　温水淋浴结束时，接受 1 分钟的冷水淋浴。

第 3 周　温水淋浴结束时，接受 1 分半钟的冷水淋浴。

第 4 周　温水淋浴结束时，接受 2 分钟的冷水淋浴。

按照上述方式循序渐进，每周至少坚持 5 天。跟着感觉走，不要勉强自己。执行 20 天冷水淋浴挑战，先从 15 秒开始，再慢慢增加时间。

冷暴露的好处在 15 摄氏度时就开始显现，所以大多数情况下自来水就足以发挥功效。随着血管平滑肌张力的提升，它可以越来越好地承受寒冷冲击，直到身体可以毫无负担地应对。血管系统会适时收缩以保护身体的重要部位，而你能切身感受到的是心率一整天都处于较低水平，压力减轻。你会感到精力更加充沛，因为血流状况的改善可以更好地为细胞输送营养。你会发现自己不那么容易生病了，身体不再脆弱，会感觉自己变强大了。

到第4周结束时，血管状况将充分改善，可以通过意志加以控制。即便将热水器的旋钮调到"冷水"，你的身体也不再会对冲击有剧烈反应。不过这只是心灵力量向你敞开的开始，如果能够掌控体内无处不在的血管系统，那么你一样可以有意识地控制其他部位。所有这一切的起点，正是30秒的冷水淋浴。

当史前人类冒险走出洞穴进入旷野，他们必须具备强健的体魄。血管系统需要收缩以保护核心体温，这不仅是必要的，更攸关生死，否则人将面临体温过低以及死亡的风险，因此出去狩猎时，身体会随之本能反应。通过收缩血管，各部位可以抵御各种不利因素，而核心体温不会受到影响，从而保护肝脏、心脏、肺和大脑等关键器官的功能。身体的部分区域是可以经受低温的，但如果血管状况不佳，身体便不会对这种情况主动做出反应。因而当我们置身于户外的寒冷环境时，如果血管系统无法适当调节，我们就会生病。

操心过度的父母总是没完没了地要求孩子用厚厚的大衣、帽子和围巾将自己裹得严严实实以避免着凉生病，但实际上是由于血管系统功能不佳，我们和孩子才变得弱不禁风，容易生病。冷水澡可以恢复已经丧失的血管功能，从而变得强壮。我们会在冷、热环境中行动自如，抵御自然因素的影响，保护核心体温。由此收获的健康益处简直令人惊叹。血管系统是细胞所需要的维生素、氧气和营养物质的运输系统。冷水淋浴不仅有益于血管系统，还能缓解细胞的生物应激。这一切都能够带来一种内心深处的平静。

一旦血管有了充分的弹性，体内的血流——生命力所在——就能够向大脑传递平静和生命的信息；没有血液的流动，人无异于死亡。通过冷暴露来调节血管功能，我们可以保持平和的心态，不再将寒冷视为敌对或消极的力量，而视其为一面镜子。这面镜子可以反映出身体是否以正确的方式、以自然之道对寒冷做出回应。只要每天坚持洗冷水澡，这种能力就可以回归。

你放弃了舒适，但这种"投资"的回报是惊人的。即便经历了43年的训练，我依然在不断提醒自己：你将会拥有更好的生活，因为与那股能量相伴的是一种热情与兴奋，全身都能感受到。这种感觉非常奇妙，你将学会如何更好地联结和掌控自己的身体，合适的化学反应就像心灵和大脑神经系统的指挥家。寒冷残酷无情，但却刚正不阿，它将为你指明道路。

经过10天的冷水淋浴后，你或许会有些上瘾，当转动冷热水调节的旋钮时，你甚至会生出一种掌控的感觉。深层的生理过程突然打开——不得不打开，因为水的确冷——这强烈地刺激着你的身体。接着，更深层次的生理机能开始运转，寒冷展示了内在力量的存在，所以我们才要有意识地暴露于寒冷之中。随着越来越深入地感知寒冷，寒冷会成为你的老师。寒冷只是一种应激源，如果你能坦然面对寒冷，你就可以控制压力。压力有多种形式，但最终你要在生物细胞层面去体验它。你可以逐渐习惯寒冷并尝试跟随自己的感觉来控制它。只需要10天，你就会发现自己开始善于控制寒冷导致的压力。如果感觉良好，你的身体开始适应，10天后还可以增加冷暴露的时间。

控制力不仅在于调整身体对寒冷的反应，还可以运用于炎热、情绪、工作、交通拥堵、人际关系等各个方面的压力。寒冷残酷无情，但却刚正不阿，每个人都具有应对压力的天赋潜能。虽然我们现在失去了这种能力，但可以在10天内重新获得，任何人都可以尝试。

洗完冷水澡后，你不仅会感觉精力更加充沛，精神上也会更加放松。因为大脑和心脏在神经上是相连的，心率降低有助于安抚情绪，减轻焦虑。在平静和放松的状态下，大脑开始"冷却"下来，血液缓慢流进大脑更深处。如果血液抵达大脑边缘系统，人就有可能进入深层冥想的状态。据说只有长年实践且经验丰富的正念练习者才有这样的能力，而每天一分钟的冷水淋浴同样能让你达到这样的境界。相比史前祖先，现代人类大脑的深层部分获得的血流量更少，它们并没有得到很好的滋养。我们无法感受到它们，它们也不会影响我们的意识。我们必须静坐和冥想几个小时，才能让血液流入那些大脑深处的"疆域"。或者——冲个冷水澡。

这就是这趟旅程的入场券。

2018年2月，我前往美国密歇根州的底特律，参加了韦恩州立大学医学院主导的一项非常有趣的研究。[4] 奥托·穆齐克（Otto Muzik）和瓦伊布哈夫·迪瓦德卡尔（Vaibhav Diwadkar）两位教授在三天时间里，对包括我在内的74名暴露在冰水中的受试者进行了脑部扫描。每位受试者都会穿上一件灌注背心，研究者向背心内持续泵送冷水。这项研究是为了监测大脑活动，测量冷暴露后受试者的皮肤温度差异。不出所料，每次泵入冷水时，除我之外的其他73名受试者的皮肤温度都会下降。这非常符合逻辑不是吗？但只有当我们接受了这样的现实，认为自己的潜能有限时，这才合乎逻辑。这种惯性想法是一种"割裂"，多数情况下，我们对于心灵的力量一无所知。

维姆·霍夫的温暖之道

你是那种总感觉四肢冰凉的人吗？你是否希望在不借助外部热源的情况下让身体暖和起来？你可以尝试以下练习来激活棕色脂肪组织（BAT）和肋间肌。前者可以燃烧产能；后者是贯穿于肋骨间的肌肉群，在呼吸过程中辅助胸廓移动，激活它们也可以产生热量。

冰人呼吸法

按照以下步骤进行练习：

1. 坐下来。

2. 缓慢深吸气 5~6 次，每次自然而然地呼气。

3. 全力吸气。

4. 呼气放松。

5. 全力吸气。

6. 屏住呼吸，不超过 5 秒钟。

7. 屏住呼吸时，绷紧上背部和胸部的肌肉，但不要让头部紧绷。保持下巴放松。

8. 自然放松。

通过练习，你会感觉热量从脖子向下流向全身。具体情况因人而异，但练习后你会感受到这股热量来自身体内部。这就是我在韦恩州立大学的实验中保持核心体温的方法——不过，请不要在家里尝试这种实验！

通过深呼吸技术有效激活肋间肌，让我可以在实验第一天就生成足以维持核心体温的热量。（关于刻意呼吸，我们将在下一章探讨。）但第 3 天实验时，我被要求实验过程中不能收缩肌肉或使用深呼吸技术。那天，我只在早晨做了一贯的呼吸练习。实验中这些练习会对扫描成像造成干扰，导致实验需要重做，所以我到时只能借助自己的心智。当然如果我的大脑什么都不想，我的皮肤温度会和其他人一样降低。我不确定接下来该怎么办。当身处自然中时，我一直听从直觉和本能，感到该做什么就去做。所以那天早上当我坐在酒店的房间里，看着窗外底特律城的景色时，心中默默想：**我该如何展示自己的能力？怎样做才能完全不同于其他 73 名实验者？**他们不会通过心智来影响冷暴露过程中的皮肤温度，展现出对自主神经系统自上而下的控制。

于是我问自己：**当年在珠穆朗玛峰上你是怎么做的？在北极圈内的冰水中呢？在那些酷寒的环境中，你一直都是怎么做的？你相信自己能够做到，满怀信心地迎接了挑战并获得了成功。那为什么今天你无法做到呢？**我终于发现，一切归因于心理状态——自信是一种信任自己的状态，就像对自己下注。你告诉身体该怎么做，身体欣然应允，于是心灵和身体达成了同步。对于我而言，这又是一次顿悟。

那天早上，我像往常一样完成了呼吸练习。等穿上实验背心以后，我的皮肤温度却并没有因为暴露于冷水中而降低，好像我完全不受影响。由于我在大脑中进行了预演，皮肤温度甚至还上升了 0.5 摄氏度。我没有活动身体，没有做深呼吸，也没有收缩肌肉。我什么都没做，只是集中精神，任事态自然发展。通过练习和全身心投入，任何人都能做到这一点。你只需要独自静坐，排除世俗纷扰，将自己想要达到的目标在脑海中形成清晰的印象。无论是什么画面和思绪，都任其自由形成然后消失，直至抵达心灵的深处。这是无须言语，只依靠个人感受进行的一种校准。这是一个强烈的认同瞬间，真正的自信并不是一个念头，而是一种发自内心深处的感觉。心灵的力量与身体密切相关，以一种深刻的方式对人类的能力产生了影响，这便是上述练习方法的原则。预演本身就是我们每天都在做但却没有意识到的日常行为，理解这一点很重要。这样，当真正遭遇寒冷环境时，我们就会意识到这些想象的力量的存在。这相当于在帮助肌肉培养信念，即相信我们能够做到什么，由此内心会充满自信。

等到实验结束时，我已经不怎么关心结果了，不过分析数据的教授们却十分惊讶，因为他们从未遇过这样的事。我成功地将皮肤温度提升了0.5摄氏度，并且在反复暴露于冷水和温水的循环过程中保持这一状态。我想这就是被寒冷和呼吸唤醒的心灵之力。

鉴于抑郁症在全世界日趋盛行，医学界迫切需要新的非药物解决方案。大脑扫描结果显示，大脑中被认定无法触及的部分是可以被激活的。这相当于在不依赖药物的前提下，为解决精神错乱、恐惧、焦虑、抑郁或双相情感障碍等难题提供了一个全新的视角。

体质上的弱者和精神上的弱者在自然界中都难逃被捕食的命运。虽然我们创造了舒适生活，但与此同时却逐渐丧失了调节自我情绪的能力。在2018年2月出版的《神经影像》（NeuroImage）杂志上，穆齐克和迪瓦德卡尔写道："我们发现了大脑调节情绪这一自主过程中的关键部分。"[5]我们已经不断明确深入大脑这一区域的路径，并学着调节自身的情绪状态。事实证明，人类天生就拥有通过意识来处理情绪问题的能力。我们在精神上是自由的。

这不禁让人想起一则寓言故事。智者们聚在一起，认为："人们把灵魂弄得乱七八糟，我们该想想对策。""不如把灵魂放在最高的山峰上！"一位智者建议道。然而人们像蚂蚁一样爬上山峰找到了灵魂，把它视作战利品。于是智者们又下令："把它沉入最深的海底！"但人们建造潜艇潜入海底，找到灵魂放进了博物馆。智者们再次命令："把灵魂放在最遥远的星球上！"人们又建造飞船，历经万难找到了它。他们将灵魂带回地球，为了争夺它发动了战争。智者们困惑不解，不知道该将灵魂放在哪里。这时，另一位智者站出来说："我知道了！不如把灵魂放在人自己身上，反正他们从来不看那里。"

身体正是灵魂的所在之处。它安住于我们内心，只要我们知道去何处找寻，便触手可及。这或许令你**感觉**不可思议，但人类本身就是不可思议的存在。

我们已经了解大脑调节情绪的自主过程中的关键部分，这些过程如果可由意志控制，那么我们应当重新看待人类在调节情绪，处理抑郁症、创伤和恐惧等方面的能力。大自然原本就提供了解决方案，然而我们却愈发背离、疏远自然界，这就是人类会丧失这些先天能力的原因。人类历经数百万年的进化，只是为了在头骨内长出"一坨肉"，而这坨肉只能控制身体的某些部位——这种说法纯属胡说八道。我们能控制的远不止已知的这些，还关乎情绪、感受和生存的目的。一切从呼吸开始，我们通过呼吸来联结生命力。通过控制呼吸，我们能够进入意识和知觉的神经领域。10天的冷水淋浴就能让你逐渐开始调节进入大脑深处的血流量，释放真正的潜能。此时我们的大脑与生命力、血流和呼吸融为一体，因而得以进入更深层次的自我。意志是神经系统的肌肉，但如果生物化学过程不正确，意志也爱莫能助。

这一点和人在肌肉酸痛时无法正常跑步没有本质区别。你是健康的，精神也并未松懈，跑不起来是因为肌肉酸痛，即体内的生物化学反应不正常。你的思维去向哪里，血液就流向哪里。现代社会迫使人们活在一种狭隘的叙事体系中，受其规训。我们的大脑不停循环着同样的思考模式，以至于压力倍增，剥夺了其他部位正常的血液流动。大脑无法发挥最佳功能，经由神经递质表达的意志只能进入某种妥协了的次级生物化学环境。

我们认为的所谓抽象、难以企及的事物，其实是可以触碰到的。实际上你不必去想它，只要尝试一下神奇的冷水淋浴，就能重获自上而下控制血管系统的先天能力。我们不仅可以激活负责支配记忆和情感的大脑边缘系统，还可以抵达脑干以及与之相连的中脑导水管周围灰质。科学家认为，这一区域控制着大脑的疼痛信号传递。[6]重新建立这一神经通道可以释放大脑中的天然阿片样物质——内源性大麻素，来帮助我们忍受疼痛。这些天然化合物会给身体带来欣快感，即便在压力之下也是如此，这正是我在韦恩州立大学实验中的切身体会。我根本不觉得冷，也没有感觉到压力，相反我觉得很暖和，感觉很好。

韦恩州立大学的研究相当于迈出了第一步，确认维姆·霍夫训练法有可能作为一种自然疗法来治疗有健康问题的人。不过，这件事只是一个开始。

1995年，我的第一任妻子自杀身亡。我们共同养育了4个孩子，结果她却从8楼纵身跃下。当时的我无能为力。妻子已经痛苦了很长时间，世界上所有的药物和疗法都不起作用，只让事情变得更糟了。在与孩子们吻别以后，她毅然决然地跳了下去。这件事深深烙印在我的心中，直到今天依然是我的驱动力之一——我要让自己和4个孩子在这个世界生存下去，还要寻找治愈自己的方法。感情失落，心灵破碎，再加上有4个孩子需要抚养且收入微薄，在这

第3章 每天冷水澡,身心疾病少

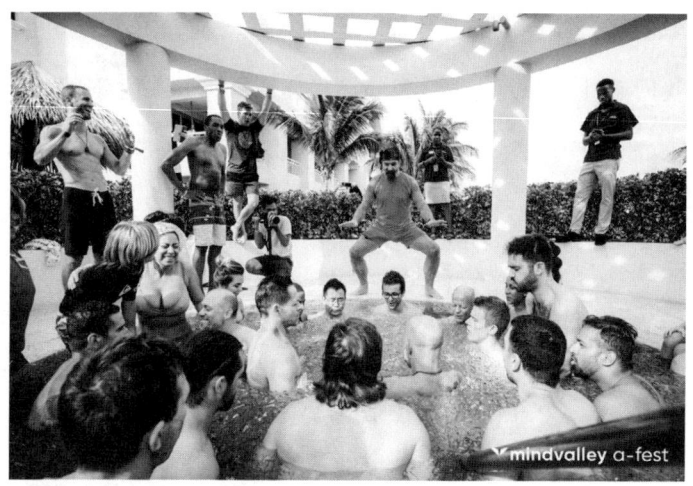

和朋友们一起泡在冷水中,也是一大乐事!

些因素的驱使之下,我渴望改变,也想为那些被精神疾病折磨的人找到解决方案。如今四分之一个世纪过去了,我终于得到了一些答案。

答案在大自然中。我们所有人都拥有一种与生俱来的能力,但这种能力却受制于外部环境,被不注重幸福、强壮、健康以及深入自我的教育体系所禁锢。你知道一个真正幸福的人需要什么吗?他什么都不需要。因为他是幸福的。这就是我想传递给我的孩子,给我爱的人以及我身边所有人的理念。我们被自然联系在一起。树木呼出氧气,人类呼出二氧化碳。我们彼此滋养对方,本为一体。

我们需要做的是找回自己的天赋潜能、内心的力量，找回心胜于物的能力。科学已经证明，每天一两分钟的冷水淋浴切实有效。每天冲个冷水澡，身心健康疾病少。

维姆·霍夫训练法实验 #1

泡冰水浴，温暖手脚

你会经常感觉手脚冰凉吗？不妨尝试一下这个练习。[7]

步骤1　向桶里加入 1/3 的冰和 2/3 的水。

步骤2　让注意力集中在手或脚上。

步骤3　将手或脚放入冰桶之中。

步骤4　浸泡 2 分钟。在某个时间点，你会感觉它们开始变得暖和而不是冰凉。

步骤5　将手或脚从冰桶里拿出来，注意力依然集中在手脚上。

步骤6　抖动手或脚，使血液流入刚刚被唤醒的肢体末梢。

刚开始进入冰桶时，肢体中的血管会收缩，这是身体天然的保护机制。当局部的血液温度低至10摄氏度时，血管便会张开，让温暖的血液涌进来。这就相当于在重置肢体的生理结构。经常抱怨手脚冰凉的人往往存在血管弹性不佳、手和脚静脉周围的肌肉功能不健全等问题，需要进行锻炼。上述冰桶浴练习即可改善这种情况。如果你经常感觉手脚冰冷，可以尝试每天练习，改善效果可谓立竿见影。

—第4章—

呼吸啊,浑蛋

我曾经训练过一批学员,当医生第一次监测这些学员的生命体征时,惊讶地发现他们竟然有几分钟停止了呼吸,也就是说没有空气进入肺部。监测结果显示他们的血氧饱和度急剧下降,最低仅为50%——通常人在这种情况下会死亡,但他们却毫发无伤。这是因为他们体内的生物化学过程已经发生了改变——随着血液碱度上升,大脑的下丘脑-垂体-肾上腺轴被激活,身体重置,突破了限制和舒适区,抗压能力也得到增强。

癌症、抑郁症、克罗恩病、关节炎、哮喘和双相情感障碍都是不受控制的炎症导致免疫、内分泌系统失调而造成的。[1]通过一些简单的呼吸技巧,我们能够抑制血液中炎症标志物的生成。如果有医生对此持怀疑态度,那么我愿意邀请他们亲自尝试。这种方法已经有了确凿证据，相关论文也发表在了权威的学术期刊上，我们甚至让这些期刊改变了观点。

我们可以充分利用自主神经系统来抑制炎症产生，以及调节情绪、情感、体温和其他方面。呼吸练习有助于清理身体深层的淋巴系统在生物化学反应中产生的副产物，而工作和情感生活中的应激反应都会加重细胞炎症。通过让体内环境由酸性转为碱性，清理副产物，能很大程度上消除致病的主要因素。

呼吸练习可以对身体和情绪状态产生深刻的影响，实践起来也并不难。只需要躺在沙发或床上，完成30~40次的深呼吸，中间保持一段时间的闭气即可。切记要在安全环境中进行呼吸练习，不要选择水中等晕倒后会发生危险的地方。对于刚入门的新手而言，请务必遵循我在下文中提到的方法。

深吸气时，膈肌会移动，从而按摩肠道。这本是自然的方式，但我们大多数人都只会用胸部呼吸，从未体验

第4章 呼吸啊,浑蛋

过这种按摩。当膈肌移动、肺部扩张时,腹部会隆起,这就是我们称其为"腹式呼吸"的原因。不过,并不是真的用腹部呼吸,而是指呼吸时肺部扩张至最大容量。腹部隆起是为了给肺部腾出空间,吸气时肺的上半部分会被空气填满。

这套呼吸方案包括3~4轮呼吸,大约需要20分钟完成。最佳的练习时间是在早饭以前,因为吃饱后,身体所有的代谢活动以及氧气消耗都集中在胃部,会导致练习效果不佳。毕竟消化是副交感神经系统的功能之一,而呼吸则是在激活交感神经系统。呼吸让身体进入警戒状态,唤醒交感神经系统,让身体为良好表现做好准备。因此,进食以后再进行呼吸练习,会妨碍副交感神经系统的正常功能。

正如我在上文所提到的,这项技术以30~40次深呼吸作为开始。如果你还是个新手,建议用鼻子呼吸,因为这能让你更好地控制自己的身体和思维。随着经验的增加,用嘴或鼻子呼吸都可以。不用想太多,只要将空气吸进去即可。我比较喜欢用嘴呼吸,你可以选择最舒服的方式。吸气时腹部扩张,呼气时自然放松,就像波浪一样,涌过来盖住沙滩，涨到岸边，然后逐渐消退。波浪有一种节奏感，呼吸亦是如此：全身心专注于呼吸，然后自然放松；就像波浪再度涌起，呼吸后再自然放松。保持全神贯注，意念紧随呼吸，不要试图在脑海中控制呼吸，让意念自由流转。伴随着呼吸变得深长，你将潜入自我意识深处，跟随节奏，就像跟随拍到岸边的波浪，然后再退去。呼吸要像大海一样深沉广阔，并且来去自如。呼吸和大海一样，是生命起源，更是我们存在的象征。它比我们更广阔，它**即为我们**。有意识地开始呼吸，再放松。全神贯注于呼吸，自然放松，反复进行。找到自己的节奏。每一个个体的生理特征都存在差别，每个人的节奏也可能不同，但这并不重要。我们只需要呼吸，顺其自然。

这样练习 30 次，或者直到你感到有些眩晕，胳膊和手出现刺痛，身体变得松弛。带着这种感觉再做 10～40 次呼吸练习，沉浸于其中——感受气息让腹部、胸部扩张，直达头顶——再自然放松。你可以用手指计数或者在心中默数 40 次。如果你感到头晕、刺痛或松弛感，用呼吸进一步体会这些感觉。不用担心，这些感受完全正常。你是百分之百安全的。二氧化碳正在从你的身体里排出，氧气正在

第4章 呼吸啊，浑蛋

取代它，这一过程会让你的体质趋向碱性。一开始你可能会感觉怪异、迷惑，但这种练习对体内的生物化学过程非常有好处。神经系统会感到一道强劲的电流贯穿全身。跟着呼吸走，你就会感觉到这股电流。

接下来，将意识引入。呼吸就像一扇门，也是进入自我意识深处的走廊。在第40次呼气后停止呼吸，此时身体已趋于碱性。此时屏住呼吸颇为简单，因身体对于氧气的需求减少了。你或许会惊讶地发现自己能够屏气30秒、1分钟，甚至1分半钟。现在的你就像一位炼金术士，你就是自己的主宰。

现在，身体内正发生着一连串的化学反应。当然，大脑还需要氧气才能正常工作，但呼吸的触发因素——身体的酸性状态已经通过呼吸练习而发生了改变。当身体处于碱性状态时，无须立即摄入氧气。也就是说，眼下你的身体一切正常，但原始的爬行动物脑并不知道这一点，它会觉得身体缺氧了，由此激活下丘脑-垂体-肾上腺轴，将身体重置为某种特殊的生理状态——获得一种神经性控制以及与内在联系的能力。这就是人类在自然界中最初的生存方式——充分警觉，全神贯注，活在当下。

冰人呼吸法

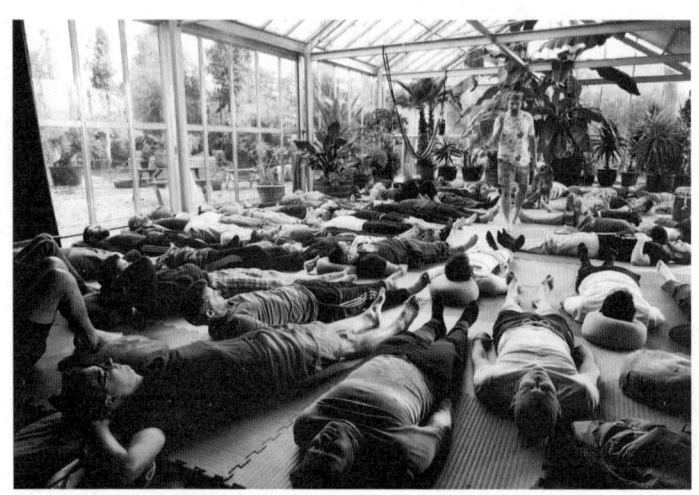

在荷兰斯特罗镇的维姆·霍夫训练中心,一群学员正在进行呼吸练习

当你真正感到再次呼吸的冲动时,就无须再克制了。充分地吸气一次,等到肺部充满以后,再次停止。现在,你正在有意识地深入内分泌系统,激活神经,释放激素并开启能量。随着练习的精进,你的眼前可能会出现光亮和幻觉。这种感觉可能相当强烈。不过不要屏息太长时间以免晕厥,在感觉必须要吸气的时候吸气即可。记住要始终以呼吸作为指引,不要勉强,顺其自然才是关键。

上述呼吸训练会影响松果体(*epiphysis cerebri*)——在古代文献中,它是人的第三只眼或灵魂的居所。松果体

第4章 呼吸啊，浑蛋

中有血液流动，也存在生物电流。身体的电流激活了松果体中的激素，原本锁定在潜意识深处的图像和体验开始进入你的意识层面。由于当下自我意识依然在场，所以我们是在毫无防备之下接触到这些被封存的图像和体验的，这种感受非常奇妙。当我们进行团体呼吸练习时，效果似乎被放大了。一起呼吸这种简单行为创造了一种联结。伴随着他人的呼吸声，我们能够坦然面对生命中纯粹的脆弱性。有人开始大笑或者哭泣，这与特定的人生经历并无真正关联，只是触及了深藏于体内的情绪。这种体验会触发光亮、熟悉的面孔以及形状、图像进入你的意识之中，耳中也会出现奇怪的声音或鸣响。我认为这是一种近似梦境的状态，我们通常只能在快速眼动睡眠期（REM）中进入这种状态。在这种状态下，强效的精神化学物质二甲基色胺（DMT）自然地释放到血液中。这是一种真正的自然高潮，在这一刻，焦虑以及创伤的痛苦从你的意识中退却，你通过影响大脑中的生物化学进程和生物电流，释放了真正的自我。

这是意识的炼金术，借由这种方式，自我来到了存在的无我状态，进入了大脑周围不受抑制的能量圈之中，使得自身的存在在某种意义上超越凡俗，变得神圣了起来。

这种说法也许在你看来荒诞不经，但却千真万确。我们都是炼金术士，生来就具有掌控自己灵魂、光芒、精神和生命的能力。我谈到的只是进入的方式之一，而每个人都有属于自己的独特途径。无论用什么方式，我们最终获得的东西都是一样的。用我说的方法呼吸和屏息，困惑自然会迎刃而解。当呼吸与脑电波同步以后，神经活动也会受到深刻的影响。人类大脑所需要的生物化学营养并不多，用呼吸来为大脑提供滋养，并遵循内在的自然流动，你终究会发现，这是一条通向自由之路。

这是旅程的开始，甚至只是第一轮训练。随着进一步的训练和练习，最终你将走进大脑的最深处，收获健康、幸福等意义深远的益处。在思考时，我们的大脑只起到了中转站的作用。它无时无刻不在利用成千上万的"程序"或"系统"来调节我们的身体，而这一切都是在我们毫无意识的情况下发生的。自觉地影响大脑深处或血液的流动状态，则是另一种不同的意识类型，你需要在这方面进行训练。入定，调整呼吸，沉入思维深处，这便是所谓的"应许之地"，而我们的挑战是如何前往。我们可以把握与最脆弱的灵魂之间的敏感联系，成为卓越又闪亮的生命存在。

第4章 呼吸啊，浑蛋

现在，我们再做一次呼吸训练，这相当于第二轮训练。完成 40 次呼吸，在最后一次呼气后屏息，你会注意到这一次自己能坚持更长时间，因为身体的碱性值更高了。这也延长了身体回到酸性状态所需的时间，因此在第二轮呼吸练习中，你会发现自己的屏息状态可以更久。

当你再次感到需要呼吸时，可充分吸气 10~15 秒。这一次，你会更强烈地察觉到内在发生的变化，你将感觉到纯粹的喜悦。印度教将这种感受称为"satchitananda"，"sat"意为"能量、真理"，"chit"是"智慧"，"ananda"表示"喜悦"。[2] 印度教经典《吠陀经》创作于数千年以前，但其中蕴含的真理却经久不衰。在第二轮的呼吸练习中，你体验到的纯粹的喜悦正是血液、电流和光芒在身体内奔流不息的结果。

在第二轮 15 秒左右的屏息以后，可以进入第三轮练习。不用担心屏住呼吸的时间，但如果你的身体有比较严重的炎症，可能需要更早结束屏息。呼吸就像一面镜子，能够展示你当下的状态。每个人对于呼吸的体验都有差别，但共通之处在于每一轮呼吸后你都会感觉自己更强壮、更轻松，也更平和。每一轮呼吸训练都会将更多血液和电流送入大脑，同时激活下丘脑-垂体-肾上腺轴。如果你按照建议完成了 4 轮练习，就相当于为一整天做好了准备，交感-副交感神经系统也会恢复平衡，还会让血液处于最佳 pH 值范围内。呼吸练习不仅有益于身体健康，在精神上也很有帮助。生物化学过程和激素水平保持平衡有助于增加活力，提升状态，同时降低压力水平。仅仅 4 轮呼吸后，你就会脱胎换骨，仿佛焕然一新。

维姆·霍夫训练法：基础呼吸练习

尝试这种呼吸技巧时，要留意倾听自己的身体，感知身体和心灵发出的信号。将这些信号作为一种反馈，从而了解练习为身体和心灵带来的影响并根据需要进行调整，从而找到最适合自己的方式。[3]

步骤 1 在安静且安全的环境中，选择静坐、躺下或任何你觉得舒服的姿势。确保肺部能自由扩张，不会有束缚。

步骤 2 闭上眼睛，尝试摒除杂念。有意识地关注自身呼吸，尝试与之联结。用鼻子或嘴进行30～40次深呼吸。气息充满腹部、胸部，一路向上直达头顶。不要强迫自己呼气，保持放松，自然吐出空气即可。整个过程中全神贯注并自然地放松。

步骤3 在最后一次呼吸结束时，再次吸气，让肺部自然扩充至最大容量；然后放松，让空气排出；随后屏住呼吸，直到感觉需要再次吸气。这是闭气阶段。

步骤4 当你感到有吸气的冲动时，深吸一口气，再屏息10～15秒。这是恢复呼吸阶段。

步骤5 恢复正常呼吸，再开始新一轮练习。记得全神贯注并自然地放松。重复整个过程3～4次。

结束完整的呼吸练习以后，慢慢体会变化。随着反复练习，这种训练会越来越近似于冥想。

有了基础呼吸练习的经验之后，就可以尝试以下技巧：在第二轮练习进行到步骤4的恢复呼吸阶段时，可以试着将屏气的感觉"挤压"至头部，接着通过收紧

冰人呼吸法

> 盆底区域，将这种感觉引向身体核心，之后再提升到头部，此时身体其他部位保持放松。你会感觉到头部有一种压迫感。在呼气时，整个人都会松弛下来。

2014年1月，我曾带领一支26人的团队，攀登坦桑尼亚的乞力马扎罗山。团队中的所有成员都进行过呼吸法训练，我们的目标是在3天之内抵达山顶。然而团员中一些人毫无登山经验，还有些人患有退行性疾病、多发性硬化症、类风湿性关节炎和转移性癌症等其他疾病。尝试攀登这座非洲大陆最高峰的多数登山者都是在5天甚至更长时间内逐步完成登顶的。这是为了避免急性高原病（AMS）的发生，而在极端情况下这种疾病存在致命风险。乞力马扎罗山的海拔高达5800多米，渐进式攀登是为了让身体适应不断上升的海拔高度（为了避免高原反应，通常建议登山者每天上升的高度不超过300米）。然而，我们这支团队除了呼吸训练的经验和积极向上的良好心态外，几乎没有携带任何装备（保险起见还是带了一些御寒衣物）。我曾咨询过生理学家、医生和高山生存专家，他们一致认为我的做法太不负责任——团队成员可能会出状况，搞不好还会有人丢掉性命。但大家义无反顾，凭借特殊的高海拔呼吸技巧，最终只用了44小时就抵达了山顶。这比最初预计的3天时间还少了28小时！当我们下山以后，所有的批评者都沉默了。一年后，我们又回到了乞力马扎罗山，这次我们只用了36小时就登顶了。又过了一年，我们更是仅仅用了28小时就完成了攀登。这简直令人难以置信！

霍普曼（Hopman）博士和布伊泽（Buijze）博士曾负责追踪2014年的登山经历，他们在寄给《荒野与环境医学》（*Wilderness and Environmental Medicine*）杂志编辑的一封信中写道："他们似乎开拓了全新的医学领域，通过一种新方法在很大程度上预防甚至逆转了急性高原病的症状……与之前的研究相比，这份报告可能证明了可以安全地加速环境适应过程，缓解急性高原病症状。"[4]

缓解高原性头痛

头痛是高原反应出现的第一个征兆，这表明大脑处于缺氧状态。以下练习可以帮助大脑供氧，迅速缓解头痛。

1. 放慢步伐。

2. 充分吸气，放松呼气，重复 10 次。

3. 站立或坐下，确保自己在一个安全的地方。

4. 充分吸气，再屏住呼吸 5 秒，尝试将呼吸的感觉"挤压"或引向头部。

5. 自然放松。

6. 重复以上步骤，直到头痛消失。

高海拔地区行走时的呼吸练习

1. 有意识地吸入比身体需要的更多的空气。

2. 专注于呼吸，在行进中感受呼吸。

3. 让呼吸与步伐保持一致，以便于进入一种有节奏的状态。顺其自然地找到属于自己的呼吸节奏。

适应 4000 米以上海拔高度的静态呼吸练习

当你行走或攀爬于海拔高度超过 4000 米的区域时，这一练习有助于预防缺氧导致的潜在危险。如果缺少适当看护或相关经验，切勿只依赖这个方法来预防急性高原病。安全学习的最佳方式是参与我们的探险活动（详情

第4章 呼吸啊，浑蛋

可参见"延伸阅读"）。练习时可以使用血氧饱和度仪来监测自己的血氧水平。

1. 在入睡 4~4.5 小时后醒来。
2. 先做基础呼吸练习，直到血氧饱和度仪显示数值达到 95% 以上。
3. 继续进行至少半小时的呼吸练习。
4. 重新入睡。

这种呼吸法有很多健康方面的益处，其一便是对炎症的调节能力。1931 年德国生理学家奥托·瓦尔堡（Otto H. Warburg）因发现癌细胞的低氧特征而被授予了诺贝尔奖。在后文中我们将会提到，炎症产生的原因之一便是体内生物化学过程的失衡。当这一过程失常时，尽管我们都能或多或少功能健全地存活一段时间，但最终疾病还是会以自身免疫性疾病、癌症或抑郁症的形式出现。

因此我们必须放弃赖在舒适区的行为方式，回应内心深处的需求。如何做到这一点？那就是以正确的方式呼吸，对肠道进行按摩，调整体质。

这些呼吸练习部分基于传统实践，但内容已经基于现代生活方式和神经科学进行了更新。现代人类的身体与中世纪的人类相差无几，但大脑要处理的刺激性内容却比那时多得多。为了发挥最佳功能，大脑需要一套截然不同的生物化学机制。而呼吸练习可以调节体内的生化过程。这并非臆测，而是经过了科学的有效性实证。

人们经常向我提出这类问题："我应该用鼻子呼吸吗？""膈肌应该这样还是那样？"对此，我的回答是："先呼吸起来！别去想，只管做！把空气深深地吸进肺里！"如果你想收获某种方法的好处，唯一途径就是去实践。几轮呼吸练习后，你会在几分钟内感受到转变。所以抛开杂念，别多想，呼吸就好。跟随呼吸，无论你想去往大脑或心灵的何处，它都能给予指引。

维姆·霍夫训练法实验 #2

延长闭气时间

你可以通过呼吸来影响体内的生化过程。试试下面的步骤：

步骤1 正常吸气,充分呼气,再屏住呼吸,计时看看自己能坚持多久。

步骤2 深吸气,呼气时自然放松。完成30次后,再重复上述操作并进行计时。

两次计时的差别很大吧?为什么在完成了30次深呼吸后你能屏息更长时间?原因就在于深呼吸暂时改变了血液中二氧化碳和氧气的比例。由于呼吸反射与血液中的二氧化碳含量相关,而你刚刚呼出了大量的二氧化碳,所以自然能憋气更久。二氧化碳是一种酸性气体,而深呼吸会让体内环境的pH值升高,进入暂时的碱性状态。

在进行呼吸练习的20~25分钟内,你内心会体会到呼吸的无限力量,收获实实在在的成果。在我们有意识地通过呼吸来改变生物化学特性以后,身体就会更强壮和更健康。那些扰乱我们想法的复杂问题都毫无意义。压力只会让我们远离自然,只有呼吸能带我们回来,重塑我们失去的深层联系。

当今世界有太多人因为那些被制造出来的欲望而饱受

折磨。我们紧握着那根想象中的稻草。我们愈发努力地工作，给自己施加压力以实现更多目标，但这一切究竟是为了什么？是为了成为律师和商人？是为了赚钱来买豪宅、豪车？但我们能买来幸福或健康吗？我看过太多这样的悲惨境遇，所以我在很早前就脱离了那个世界。我开始思考灵魂是什么。它究竟在哪里？我先是在寒冷中，接着又在呼吸中发现了它。它并不神秘或抽象，它是有形的。此时此刻你的呼吸就是你的生命力。答案很简单——只要呼吸就能找回你的灵魂。

我是在接触寒冷之后发展出了这套练习，因为人在进入寒冷环境时会做的第一件事便是喘息，这时呼吸就像是催化剂。你将空气带入肺部深处，当空气进入各个组织深处，体内的化学进程便开始变化。充足的氧气和营养让身体机能变得活跃。细胞吸收充足的维生素，创造更丰沛的能量。这就是为什么我们要先进行呼吸练习再进入寒冷环境。肋间肌的运动会生成热量，也提升了你对疼痛的忍耐力。一旦进入冷水中，你必须集中注意力，追随着呼吸的节奏，保持与大脑的联系。这是有意识的呼吸，与我们在安全环境中或坐或躺完成的三四轮带闭气的呼吸练习完全

第4章 呼吸啊，浑蛋

不同。入水后你最好要学会摒除杂念，因为此时它们毫无帮助。清空头脑、下定决心，相信你的呼吸，因为呼吸无处不在。

严谨的实验为呼吸技术的发展和完善提供了启示，但直到我学会如何应对寒冷给身体带来的强力冲击后，才收获了这些理解。寒冷冲击的能量与深呼吸生成的能量相遇时，产生的效果是具有变革性的。不久之后我就可以在冰水里待上数小时，甚至在寒冷的室外待上一整夜，因为我知道如何通过呼吸和意识来调节自身的能量。当然，你也可以。

❄

意识、觉知和感知——我们稍后再来探讨这些，现在我们要重新步入寒冷之中。寒冷对于身体的瞬时冲击如同针扎一样令人痛苦，但1分钟后，当你的身体开始分泌内源性大麻素等天然阿片样物质时，不适感便会消退，取而代之的是一种欣快感。当血液开始沿周身循环，体内的能量会以10倍以上的速度暴涨，这会平息你的思绪。

随后你会发现，周身的皮肤变成了鲜艳的红色，因为它"活"了过来。我们总是用衣服遮住皮肤以避免受到刺激，但寒冷却能让皮肤重新焕发活力。你能为皮肤做的最好的事情就是进入冷水之中——但不是一跃而入，而是循序渐进的。今年我已经60多岁了，可皮肤却依然如婴儿一般柔嫩。

当下的人们，特别是那些注重健康的人，极其沉迷于流行的营养、健身或心灵修行潮流，他们一直在寻找。相比之下，我在冷水和呼吸中找到了心灵的平静、安宁和正能量。寒冷超出了我们的思想，但如果逐渐适应——例如每天逐渐增加冷水淋浴的时长——你会发现只需要10天，一连串的变化就开始出现。首先，心率会降低，这意味着压力减少；其次是血管系统激活并调节至自然状态，你会感觉自己更加有活力。如果将呼吸练习也加入日常训练中，你会立刻感受到周身充满能量，这是一种幸福的感觉。呼吸让你的身体呈现碱性，这有助于减少令人痛苦的炎症。呼吸练习和寒冷环境锻炼了血管系统，并影响了生物化学过程。此外，呼吸还可以调节对于健康和幸福不可或缺的交感和副交感神经系统，简直是炼金术。

这本书想要告诉你如何发掘自身休眠已久的生理机能，

第 4 章 呼吸啊，浑蛋

让身体和心灵回归最初的自然状态。书中描述的方法不仅有助于开发五感，还能发掘你尚未觉察的感官，我们将在第 12 章中展开探讨。眼下，你要做的就是坚持冷水淋浴，练习呼吸技巧，它们会产生奇迹。同时，你也会从一种全新的生理学视角来看待寒冷和呼吸对你的身体与大脑施展的奇妙魔法。这些练习也会帮助你跨越新的门槛，找到通向大脑能量的路径，即心智的所在地。

趁我们还未失去与内在天性之间的联系，不妨欣然接纳作为哺乳动物的本质。所有的美好都在等着你。

呼吸可以让体内环境趋向碱性，更自如地调节自身的神经系统；寒冷激活了血液流动，让血管系统进入意念的控制范围内。虽然我们从心智中获得了这种控制能力，但心智也会被想法和自我意识干扰，后者与我们神圣的本质是分离的。

如何在 20 分钟内治愈宿醉

书中的呼吸技巧可以用来清除体内的有毒物质，这也包括宿醉后残留于体内的酒精。

头天晚上过量饮用红酒、啤酒、威士忌、龙舌兰酒或其他酒类的人在第二天醒来时都会感觉身处地狱，宿醉的痛苦只有自己最清楚。市面上充斥着各种各样宣称可以治愈宿醉的醒酒药物，但其实都不如20～25分钟的呼吸练习有效。

不妨听听我的女儿劳拉的经历。23岁时，劳拉心无旁骛地攻读着双学位。她很少喝酒，也不抽烟，整天埋头电脑前写论文。但有天晚上，她参加了一个聚会，稍稍放纵了一下，喝得有些过量，第二天醒过来感觉很不舒服。她打电话给我说："爸爸，我没办法学习了。我感觉很糟，头疼得厉害。"

劳拉从未尝试过我的呼吸法，也从未以任何形式参与过训练。孩子们总不爱听父母的意见，仿佛听话等于屈从于父母的权威。不过在那天早上，让她屈服的不是身为父亲的我，而是宿醉。这是她从未有过的体验，她吐得到处都是。劳拉几乎崩溃了。

"听着，"我说，"你从小就看过我一直做的呼吸练习，如果你想舒服点，赶紧去试试。它真的有效！"起初她是抗拒的，但最终或许是出于无奈，她听从了我的建议。30次深呼吸，充分呼气，屏息，吸气，再屏息，不断重复。结果不到20分钟，头痛就消失了，她恢复了正常。太棒了！

原因其实很简单。呼吸可以使血液趋向碱性，从而缓解了酒精等有毒物质制造的酸性环境。只需要练习20～25分钟，整个人都会放松下来。这非常简单。

能帮上女儿，我当然很高兴。不过更让我高兴的是，这是她长这么大以来，第一次真正认同我做的事情。我一直是个有些古怪的父亲：在地面上还有积雪的隆冬时节，我穿着凉鞋就现身于校园里，还经常在院子里做倒立。其他家长则抽着烟，嗤之以鼻地盯着我。"这人有点毛病，"他们会说，"他有点不正常。"难道抽烟和背后议论他人就是正常的表现吗？不过孩子们只是希望我表现得正常点，做个普普通通的爸爸。我寻找的事物对于孩子们来说很难理解，但随着时间的推移，孩子们都逐渐接受了我的思维方式。对于劳拉来说，那次宿醉或许是理解的起点。

―第 5 章―

心灵之力

维姆·霍夫训练法有三大核心理念：低温暴露、觉知呼吸和心灵之力。在我们的培训项目中，第三核心理念又被称为"承诺"，因为你必须具备正确的心态才能做出承诺，下定决心去淋那难熬的冷水浴，去享受呼吸。心灵之力包括去冥想和视觉化所需要的意志力和想象力——将注意力倾注于任意身体部位以及感知生理过程的能力。我们本就拥有这样的能力。人们常寄希望于古代的瑜伽士和萨满巫师，但实际上，心灵的秘密很简单。

韦恩州立大学的研究成果引人注目，它标志着在科学理解通过精神控制自身生物化学进程这件事上，我们取得了真正的突破。这一过程的机制是怎样的？从步入寒冷环境的那一刻起，你就已经不再思考，而是专心行动了。然后在突然之间，自主神经过程开始了。我们必须更深入地切断身体的条件反射，才能获得对这些过程的控制权。

生存是身体的预设模式，身体会做它需要做的事情以保证重要器官的正常功能。当面对寒冷这样的环境应激源时正是如此。寒冷是一位冷酷无情的导师。遭遇寒冷时，你既没有野餐的心情，也不会去想抵押贷款、孩子的牙套或离婚判决等日常琐事——生存成了压倒一切的事。你必须重新激活大脑中最深层的部分，超越自身的条件反射以及既定的神经通路，重新唤醒内心沉睡已久的力量。

突然之间，意识与生物化学进程达成了同步，你会自然而然地解决焦虑、恐惧和抑郁。随着血液流动将氧气和营养物质输送至大脑的最深处，你会体会到平静、纯粹的能量和真正的心灵之力。这才是我们每天应该感受到的——不止幸福、勇气和健康，更充满了目标感和冒险感。你的灵魂活过来了。这就是冷水的功效，不仅教会你如何生存，还让你生机勃勃。一切都尽在你的掌控之中。

花了很久我才意识到，一直以来科学界只是将我和我的训练法视为博人眼球，所以当研究逐渐接纳和认可我的事业时，我的训练法离被验证有效更近了一步。尽管有成千上万的受益者都证明了有效性，但为了让这个训练法能惠及更多的人（这也是我的目标），获得科学支持是非常必要的。

我还与拉德堡德大学的医学中心合作完成了一项研究。在初步成果发表后不久，格罗宁根大学的临床化学系教授弗里茨·穆斯基特（Frits Muskiet）便在荷兰国家广播电台的一档节目中发表了自己的看法——"他们的研究已经明确指出那些因经济繁荣而导致的疾病。我们的身体可以对抗感染，机体理应处于平衡状态，但事实并非如此。当下的生活方式让我们生活在一个常态的低水平感染环境中。可以说一直处于慢性感染状态，虽然程度低得几乎感觉不到……但相关实验已经表明，炎症反应是可以抑制的。我希望这项成果能够引领更多的研究。"[1]

科学已经证实了低温暴露、觉知呼吸、冥想以及积极的精神状态可以为健康带来广泛的益处。这套训练法的一些忠实实践者不仅成功地治愈了糖尿病，缓解了帕金森病的症状，还减轻了体重以及取得了令人瞩目的竞技成就。

想要收获全部的训练效果，你必须全身心地投入其中，摒除杂念。每天早晨开始练习时，都要关掉电视、抛开手机，给予自己充足的时间，不要让思绪有丝毫的转移。每天的这 20～25 分钟需要你全神贯注。心灵就像是一块神经性的肌肉，它能够影响身体系统，有助于吸收氧气从而生成身体所需的能量。要想让这块"肌肉"发挥最佳功能，就必须无条件地臣服于这种体验。你需要全力以赴，把握心灵之力，即自信的心态。

信心不是抽象的概念，并不是盲目地相信什么，信心是一种全神贯注的感觉。身体力行地练习这些技巧，信任它们所给予你的感受。通过用寒冷和呼吸来锻炼每一处经络，你将获得激活身体、抵御压力以及利用心灵之力达到任何既定目标的能力。你会对正在做的事情建立起信心和信念。唯有如此，你才能够与内心的力量以及自己的真实本性建立起联系。

为了从这一训练法中获得最大的收益，你必须全情投入。心态会强烈地影响人的生理状态。2015 年，以内毒素实验为基础的一项原理论证研究表明，较高的乐观程度与更强的免疫反应密切相关。[2] 心态是一个神奇的工具。

当然，适度的怀疑主义有益于健康，尽管我们成功地将很多怀疑者转变成伙伴。《花花公子》(*Playboy*) 杂志

第 5 章　心灵之力

曾派记者斯科特·卡尼（Scott Carney）前往波兰，想要揭穿我是个江湖骗子。但在离开我的训练营时，他不仅成了一名"信徒"，还写了一本畅销书《那些杀不死我们的》（*What Doesn't Kill Us*），在书中他详细记录了自己经过训练成功登顶乞力马扎罗峰的经历。

卡尼并不是唯一一位转变态度的怀疑者。人们出于各种原因求助于我们的训练法，有些人因为受到了启发，有些人想要改变自己的生活，还有些人只是想看看这一切是否只是场闹剧。训练法的效果证明了一切，我只是希望帮助人们找回自己的内在力量。如何运用这种内在力量是你自己的事情。就像回家一样自由，你可以随心所欲地调整自己的思维状态。进入呼吸，体会它给你带来的感受。步入寒冷，努力地深入内心。对这种体验保持好奇心和开放的心态，但全力以赴，下定决心。

"无论你认为自己能行还是不能行，你都是对的"——这句话被认为出自美国汽车大王亨利·福特（Henry Ford）之口。我觉得他是理解信仰的，这段话所蕴含的道理可追溯至数千年前。你的心态在决定努力是否会成功这件事中发挥了关键的作用。对于训练技巧也同样如此。某种程度上，冰桶之中不会存在怀疑者，踏进冰水浴本身就是一种信仰上的跃升。当没有了思考，只剩下强烈的感受时，便会体会到对生命的热爱。对彼此之间的爱和对所有发生之事的爱。

可能有人会质疑我是不是疯了。没错，我痴迷于生命。我们是自身的主宰，当内心的力量觉醒时，我们要承担起责任。物质都是身外之物，与灵魂没有半点关系。你每次只能开一辆车，住一个房间。但如果你能在自我存在中找到幸福，管理好生命力、心智和人生目标，其他的便都不重要了。你可以无条件地获得幸福，因为它源自内心。爱是指挥家，它是宇宙中最伟大的力量，它让灵魂能够自我表达。没了灵魂，那就只剩下黑暗、空洞和战争。

这与宗教无关。接下来，我将会解释更多科学研究揭示的真相，你只需要相信，你能够在自己身上寻得幸福、勇气、健康，并且掌控自己的思想、心灵和人生目标。

2008年1月，我受邀在纽约鲁宾艺术博物馆外的人行道上进行了一场表演：置身于450千克冰块中。[3]那是我

第 5 章 心灵之力

第一次去美国,我们准备创造一个新的耐寒世界纪录。有 20 个摄制小组在跟拍,在这个以喜马拉雅地区艺术和文化为主题的博物馆外,我将要展示自己的训练技术,来为此后举办的一系列活动开幕。举办方认为我的表演与古代藏传佛教中的拙火定(tummo,即内火)有关。喜马拉雅地区的喇嘛们在漫长的闭关过程中会进行这一传统修行,他们必须在高原的彻骨寒冷中打坐修行,仅凭体温来烘干湿漉漉的床单。鲁宾艺术博物馆称我为大师,但我并没有在中国西藏、印度达兰萨拉或其他任何地方拜师修行。阿姆斯特丹的运河和公园才是我的老师。在贝娅特丽克丝公园,我第一次进入冰冷的水,此后慢慢学会暴露在寒冷中。25 年的试错和检验、调整、精进,让我得以走到现在。

表演那天正值纽约的 1 月份,天气不算冷,气温大约在 2 摄氏度,冷风透过街道吹过来。人们聚拢在一起,来自世界各地媒体的"长枪短炮"监视着我的一举一动。我在众目睽睽之下爬进了装满冰块的玻璃缸中,如同一出马戏表演。

也是在那天,我第一次遇见肯·卡姆勒(Ken Kamler)。卡姆勒博士是美国的一位权威医生,曾作为主治医生伴随

冰人呼吸法

登山队登顶过珠穆朗玛峰和乔戈里峰。此外，他还根据自己在极端环境下的行医经验写了两本书——《珠穆朗玛峰上的医生》(*Doctor on Everest*)和《在极端环境下生存》(*Surviving the Extremes*)。那天我还认识了卡姆勒的助手格拉尼斯·斯图尔特（Granis Stewart），一名护士兼自由潜水者，她熟知呼吸技巧。卡姆勒和格拉尼斯是出于个人兴趣前来，他们希望能用仪器全程监控我的生命体征变化。

就在几个月前，我曾在珠穆朗玛峰上跑完了全程马拉松。当时的海拔高度约为4570米，我赤脚跑了8个小时。为了表达善意以及祝愿我好运，一些藏族群众向我赠送了象征祝福的白色围巾——哈达。我将这条哈达也随身带到了纽约，鉴于鲁宾艺术博物馆的主题，加上我希望得到哈达具有的魔力，我将哈达缠在了头上。

人群发出了一阵骚动，我感受到了兴奋的氛围，但并没有受到它的影响。我知道自己正在做什么、会发生什么，我已经在大脑中进行了预演。我只是站立于冰块之中，做自己要做的事情，就像我在大自然中惯常所做的一样。我关闭感官，专注于内在能量。

一开始核心体温下降了6摄氏度，到达了普通人的致

第5章 心灵之力

命水平，但之后借由心灵的力量，得以提升了3摄氏度。这让卡姆勒博士的团队感到十分震惊，更不用说观看直播的电视观众了。我清楚，对心智神经系统进行规划，可以让身体内部更加活跃，加快新陈代谢，同时激活激素分泌从而产生热量。这一连串的连锁反应会使你的身体变得强大。你激活了大脑的下丘脑-垂体-肾上腺轴，因而在寒冷时可以感到温暖，在酷热中体会凉爽，并且更容易达到最佳摄氧量。

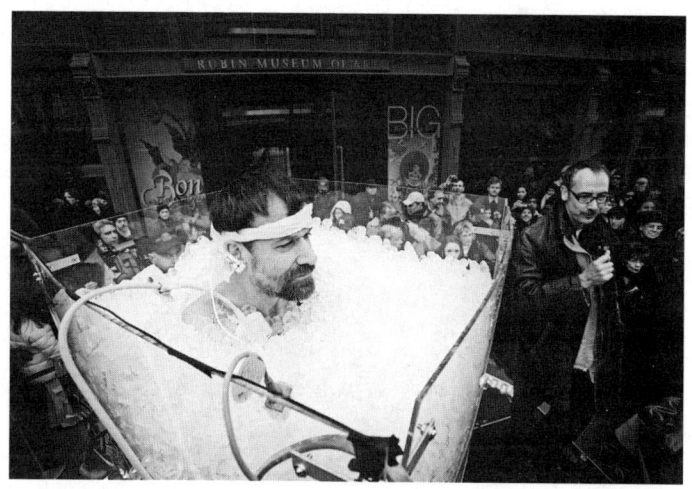

图中的我正置身于冰块中，地点是在纽约市的鲁宾艺术博物馆外

维姆·霍夫训练方案：基础思维练习

你能取得的最大成就是获得内心的平静。只有在心灵安静下来后，才能从表层走向内心。停止思考，这种平静使得你的感受与内心深处保持了一致，就像通过一面镜子直接看到最真实的自我。正是这种方法让我创造了多项纪录，你也可以做到。

首先，放下手头的事情，找一个舒适的地方坐下来。开始跟随呼吸。

深吸气，自然放松。

深吸气，自然放松。

平静地跟随着呼吸。

深吸气，自然放松。

深吸气，自然放松。

一种平静的感觉开始笼罩着你，在这一刻，你得以调整自己的心灵。首先，通过意识进行身体扫描，想象自己将要做什么。或许你希望在冷水淋浴下能坚持得更久一些，实现俯卧撑的个人新纪录，保持一个特别难的瑜伽姿

第5章 心灵之力

势,或者完成一个前所未有的自行车长途骑行之旅。享受这个时间,体会身体的感受,告诉身体你希望它做什么。观察身体的感受,你将发现自身意图与感受的错位。这时只需要保持平静,继续呼吸,静待信任和能量聚集,接着身心一致的感觉就会来临。

用呼吸赋予这种感觉力量,然后去做你想做的事情。

祝你成功。

我在珠穆朗玛峰上的经历就是证明。在那种环境下跑马拉松,不仅要面临冰雪和低温,含氧量也只有海平面的一半左右。为了对抗严寒,你必须通过燃烧脂肪获得热量,这需要氧气的参与。当氧气供应不足时,心灵也需要参与进来。心灵能够增强身体的氧气摄入能力。这便是我在珠穆朗玛峰上所做的,而在鲁宾艺术博物馆外,我也使用了相同的技巧。这可以归结为经过验证的信心和信任,当我在心中看到它时,它就肯定会发生。以这种方式,我成功面对了数百次的困难挑战并从中获得了自信。我接纳自己的旅程,信任自己所看到的一切,与当下发生的一切保持一致,我知道自己将发挥出最佳水平。此外,自觉地感知来自寒冷的压力并适应,这让我学会如何激活脑干,而脑干掌管着人类的生存本能、或战或逃反应以及对于食物和生育的渴望,所有这些天性都与情绪密切相关。

情绪和冷热的作用机制其实差不多。情绪归根结底是生物性的,是通过激素表达的生物应激。通过有意识地接触寒冷,你不仅能学会与肾上腺素打交道,也能应对多巴胺、5-羟色胺、大麻素和阿片样物质,它们是身体为应对寒冷压力而自然分泌的。那时我并不了解这些,但这就是那场表演的本质。如今我终于知道自己为什么会有这样的控制力。对我进行全程监控的卡姆勒博士从未见过我这样的奇特表现。作为极限求生方面的权威,他为此写了一本专著。

"医学标准认为,一旦人体的核心体温降到 32 摄氏度以下,就会停止颤抖,而颤抖原本是产生热量的过程。"卡姆勒博士在书中写道,"从那一刻起,如果没有外部热源,体温就会直线下降,人最终将死于低温症。然而维姆证明这种说法并不完全正确。他的体温先是降到 31 摄氏度,接着在不存在任何外部热源的情况下回升至 34 摄氏度,戏剧性地展示了人体拥有现代医学尚不能解释的神奇力量。"[4]

第5章 心灵之力

庆祝活动结束后，我和卡姆勒博士出席了在博物馆召开的一场会议，探讨之前的表演。与会者有300人左右，我站在讲台上，第一次用英语向美国观众讲述了自己的故事。我谈到了自己在贝娅特丽克丝公园首次进入冰水、感受到那种联系的经历，也介绍了为应对环境压力需要激活的大脑和身体的深层部分，以及有意识地付诸行动的经验。能和卡姆勒博士一起站上讲台，真是令人激动，尽管我看到观众们的脸上仍然写满了怀疑。

这时有几个人突然拿来了一部红外线摄像机，他们把机器连到大屏幕上以便让现场观众看到完整的成像过程。这些人毫无预兆地问我："维姆，你可以在1分钟内让手变暖吗？"我愣住了。我从来没有尝试过，也不知道能否做到。我想了一会儿说："好吧，既然今天已经创造了世界纪录，而且我感觉良好，那就试试吧！"说完，我便将手举在空中，屏幕上的手显示为蓝色，这表明温度处在正常范围内。接着我将体内的能量汇聚到手上，不到1分钟，手部的温度就提升了3摄氏度。观众可以在屏幕上清楚地看到这一切，甚至连我自己也感到震惊。屏幕上手的颜色从蓝色变成了红色，数百人见证了这一幕，这让持怀疑态度的观众减少了许多。

怀疑者一直都存在，有些人就是拒绝相信自己看到的事，他们要么认为这是种把戏或幻觉，要么觉得我多少拥有点超能力，更有人将我视为基因怪胎。其实我所做的，不过是运用了心灵的巨大能量，而这是我们所有人先天具备的一种内在能力。正如我之前所说的，我既不是什么超级英雄，也不是大师。我能做到的事情，你同样也能做到。

那真是令人难忘的一夜，我结识了一些了不起的人。对于我来说，这是一次激动人心的经历，显然我触动了一些人。我自己的小世界与更大的世界，与科学家、医生和记者代表的媒体世界发生了碰撞，这令我感到精神振奋。那天晚上睡觉时，我感觉豁然开朗。不过，我在美国的冒险经历才刚刚拉开序幕。

第二天一大早，我登上了一辆开往长岛的火车，同行的有威廉·布舍尔（William Bushell）教授，他是冥想保健领域首屈一指的研究者，也是一位富布赖特学者（Fulbright Scholar）。布舍尔教授在麻省理工学院人类学系工作了近20年，与哈佛大学和哥伦比亚大学也有学术往来。我们此行是前往位于曼哈西特的费恩斯坦医学研究所，与所长凯文·特雷西（Kevin Tracey）博士会面并进行实验。

第 5 章 心灵之力

这是一趟 40 分钟的愉快旅程。上车后，我和布舍尔教授逐渐熟悉了起来。"我们能做的比想象的要多得多。"我坦言。布舍尔教授刚刚与纽约科学院合作出版了一本名为《长寿、再生与理想健康》（*Longevity, Regeneration, and Optimal Health*）的重要著作，在目睹了我在博物馆外以及讲台上的表演以后，他很想听听我的观点。他是一个和善的人，知识非常渊博，他的支持和友谊对于我得到科学界的认可起到了非常大的帮助。

特雷西博士和他的团队希望对我的迷走神经进行实验。长期以来，科学家一直认为迷走神经不受意志的控制。多年来，他们在广泛的测试对象身上完成了多项实验，这些实验都表明人类无法有意识地影响迷走神经。然而迷走神经与身体炎症具有很强的关联，因此，如果能够在一定程度上影响迷走神经，就有可能抑制或治疗炎症，甚至可能逆转疾病的进程。不过科学家们依然不清楚具体做法，这就是我来曼哈西特的原因。

工作人员将我领到一个舒适的房间里坐下，随后在我的一只手臂上扎针抽血，再将另一只手臂连到心肺监测仪上。"现在，请进入冥想状态。"他们说。这一次的要求同样突如其来，但我决定尽力而为。于是我开始了呼吸练习。我惊讶地发现，当我连续屏息2分钟时，心肺监测仪的记录会显示出一条直线，好像人已经死了。这显然吓坏了研究人员，他们以为机器出了故障。他们找了一台新的监测仪重新和我连接上，但几分钟后同样的事情又发生了——2分钟后又是一条直线。研究人员很困惑，但其实机器本身根本没毛病。最终在连上第三台机器时，他们决定同时抽血。研究人员告诉我一个星期后才能出结果，因为他们需要分析307种不同的血液标志物，确认我是否能够自主影响迷走神经。

在等待费恩斯坦医学研究所的结果期间，我坐飞机去往明尼苏达州的德卢斯，拜访明尼苏达大学医学院的低温实验室。在那里，我见到了罗伯特·波索斯（Robert Pozos）博士和实验室主任拉里·维特默斯（Larry Wittmers）博士，这二位都是世界知名的生理学家。他们将我的身体浸泡在冰水中，持续监测核心体温和生命迹象。两位生理学家都对我能够在这种情况下保持核心体温感到惊讶，尽管他们研究人体耐寒能力多年，却从未见过这样的事情。后来，维特默斯在接受美国广播公司新闻采访时表示:"在他身上,你看不到对于寒冷冲击的正常反应,而多数人暴露在这种环境中出现的反应是无法自主控制的。"[5]

返回纽约后,很快我就接到了卡姆勒博士的电话,他拿到了费恩斯坦医学研究所的实验结果,非常兴奋地想与我分享。"如果你能再现你所做的一切,"他说,"或许会给人类带来难以估量的影响。"他一口气列出了二十几种不同的症状和疾病,从关节炎到克罗恩病,它们都有被征服的可能。实验表明,通过意志控制自主神经机制意味着炎症或许也能得到控制,而炎症通常是许多疾病的成因和后果。在卡姆勒博士看来,这具有无限的医学应用前景。

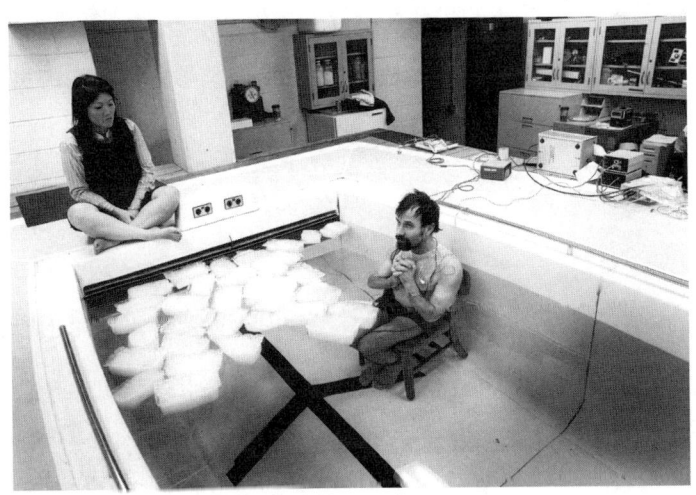

在明尼苏达大学医学院,我坐在冰水中

听着卡姆勒博士的话，我意识到，**我可以做到这一点。我有意识地唤醒了这种状态，也可以向其他人展示如何做到这一点。**就在这一刻，我感受到了真正的使命。

在我出生时，我的母亲曾祈祷："上帝，让这孩子活下来吧！我会让他成为一名传教士！"也许我应该把所拥有的知识带给每一个人。我的内心充满了信念。伴随着这种深刻的领悟，一种信仰和宿命感油然而生。

然而半小时后，我接到了妻子打来的电话——我的母亲去世了。她不小心摔倒，陷入了昏迷，不久便溘然长逝。冥冥之中，好像她已经洞悉了一切。我的心仿佛破了个洞，但又被希望填补了起来。我在心中默念：**妈妈，安息吧。您做得很棒！我想让幸福、勇气和健康能够去往我们的灵魂和意识之中，让生命和爱在那里绽放。**

❄

在随后的几周里，我与卡姆勒博士以及特雷西博士通过电话制订了后续计划。我们打算在纽约卡兹奇山的一处佛教静修所开展一项对比研究。我将会培训一组测试对象，让他们按照我演示的方法尝试控制自己的迷走神经。不过这一计划最后无疾而终，纽约方面也音讯全无，我不知道发生了什么。他们又对其他人进行了多次研究，但都没有再现先前的结果。出于某种原因，这项研究没有继续下去。

这一切当然令人感到失望，但我没有就此退缩。三年后，我与文森特·维耶斯（Vincent Wijers）取得了联系，他是《思维马戏团》（Circus of Thoughts）节目的导演，这一节目曾在阿姆斯特丹久负盛名的卡雷皇家剧院上演过。维耶斯听说了我的故事，他希望我能在这个有将近2000个座位的剧院里登台表演置身于冰块中一个多小时，展示控制核心体温的能力。不过首先我得前往位于荷兰奈梅亨市的拉德堡德大学医学中心，在生理学家玛丽亚·霍普曼（Maria Hopman）教授的监督下进行一次实验。

等到了医学中心，我才发现现场有20多人以及许多的监控设备。这是一个怪异的实验：在冰块里待上80分钟，中间要将一只胳膊抽出来以方便抽血。我还吞下了一个药丸大小的装置用于测量核心体温，读数将显示在一个远程监视器上。研究人员在我身上放置了一堆传感器来测量皮肤温度。在80分钟的实验过程中，他们抽了36管血样，这些血样被送到6个不同的实验室以进行分析。

整个实验过程非常奇怪，就像一出科学的马戏表演，因此也在学校里引发了轰动。很多人慕名前来观摩，其中就包括米哈伊·内特亚（Mihai Netea）博士。他是荷兰最伟大的思想家之一，也是人类免疫系统进化研究领域的世界级科学家之一。对于内特亚博士及其同事来说，看到的一切令人难以置信，因为从生理学角度而言这是不太可能的。在置身于冰块中的整整80分钟时间内，我的核心体温一直保持在37摄氏度，心率很低，血压也维持在正常范围内。[6]

霍普曼教授的研究表明，在冷暴露期间，我身体的新陈代谢率增加了300%，新陈代谢水平的提升带来身体产热量的增加。"尽管全身浸没在冰水中的时间长达80分钟，很多热量从体表流失，但受试者的核心体温可能通过增加能耗（即产热）得以维持。"霍普曼博士在她的实验报告中写道，"他可能对自主神经系统施加了影响，因而得以调节心血管系统和体温。"[7]

医生们震惊异常，但我很清楚自己的心灵能做到什么。在去拉德堡德大学的途中，我在车里完成了日常的呼吸训练，使身体的生物化学状态达到最佳。体内的新陈代谢得以强化，我感觉不到寒冷。即使皮肤温度非常低，我的体

第 5 章 心灵之力

内仍然像开了暖气。我感觉良好,能够与周围的人交谈,回答他们的各种问题。我不会颤抖,也完全感受不到痛苦。

医生在实验过程中获取了我的大量血样,想要在进行常规分析之余开展其他实验。例如让血液样本接触某些细菌。通常人体免疫细胞在遇到这些细菌时会引发强烈的免疫反应,但我的血液样本却没有出现任何反应。

目睹这一幕后,内特亚博士开始畅想这一研究成果在治疗病毒和细菌感染方面的应用前景。于是,他询问我是否愿意参加进一步的实验。内特亚博士、彼得·皮克尔斯(Peter Pickkers)博士和马泰斯·考克斯(Matthijs Kox)博士提议向我体内注射一种细菌内毒素,看看身体的免疫系统是否会产生反应,以及会产生何种反应。[8] 此前,他们曾向 240 多位受试者的体内注射过这种大肠埃希菌(*E. coli*),结果所有人都出现了类似流感的症状,如发烧、畏寒和头疼。由于我的血液在体外并没有对这种细菌产生反应,因此他们希望检验我的身体能否抑制炎症标志物的出现。我同意了。

很快,我又回到了拉德堡德大学医学中心,医生们测量了我的生命体征和基线水平,然后让我躺在床上,再次连上了各种线缆和监视器,最后由皮克尔斯博士给我注射了细菌,告诉我需要等待60~90分钟。其间我练习起了基础呼吸法。一个小时后,我没有出现发烧、头疼、肌肉酸痛等任何不良感觉。我进行着呼吸练习,而医生们则在监视器上观察着我的血氧饱和度。在海平面地区通常应该维持在95%到100%正常范围内的血氧饱和度却骤降至30%。通常当血氧饱和度降至50%时,人就会死亡,因此30%的数值使得测量设备自动关机,好像我真的死了一般。就像之前在费恩斯坦医学研究所进行的实验一样,心率监测仪的图像也成了一条直线。但实际上此刻的我充满了活力,处于深度放松状态。我进入了某种可控的缺氧状态,这对身体非常有益。值得一提的是,同年荣获诺贝尔生理学或医学奖的3位科学家,他们的研究重点正是细胞如何适应氧气水平的变化,特别是缺氧状态对于细胞代谢和身体整体机能的积极影响。[9]

医生们每隔5~10分钟就会抽一次血,然后送到实验室进行分析测定,以确定白细胞介素IL-6、IL-8和IL-10以及肿瘤坏死因子是否受到了影响。通俗地讲——毕竟对于医学,我只是个门外汉——IL-6和IL-8属于促炎症蛋白质，IL-10属于抗炎症蛋白质，而肿瘤坏死因子是指破坏癌细胞的细胞信号蛋白质。血液检测结果显示，我体内的炎症标志物IL-6和IL-8正在受到抑制。这一点非常重要，因为对IL-6具有抑制效果的注射药物不仅品类繁多，而且价格贵得离谱。有越来越多的自身免疫性疾病患者，如多发性硬化症病人或类风湿性关节炎病人都需要依赖这类药物。

没有注射任何药物，我的血液就展现出对于IL-6的直接抑制作用。我们在电视上公布了血液检测的结果，我高兴得流出了眼泪。终于，压抑的天性和被嘲笑的痛苦在此刻全都释怀了。多年以来，我一直被认为是怪胎、遗传畸形或者生理奇迹，也有人嘲笑我是江湖骗子乃至哗众取宠的人，他们会大喊：**快来看，神奇的冰人**！

这些证据令人信服，不过唯一的问题在于，只有存在对照组时，科学证据才具有合理性。我只是个特例，而单个实验对象并不能视作科学依据。我们需要一个测试小组。

当皮克尔斯的团队问我有多少测试对象，以及需要与他们共处多长时间（6个月还是1年？）时，我回答："不，只需要差不多10天。"随后，10天又变成了4天。最终，在4天时间里，一个由12名男性受试者组成的小组，经过我的训练，成功地抑制了血液中的炎症标志物，没有人对细菌内毒素产生反应[10]，也没有人生病。血液检测结果显示，在他们体内，IL-6和IL-8炎症标志物受到抑制，IL-10的水平则得到了提升，肿瘤坏死因子也同样被激活。这真是不可思议，我们成功了！

当时我将这12个人带回位于波兰的训练营以帮助他们准备实验，这里距离捷克边境不远。从各方面而言，他们都不是特殊的人，也没有任何惊人之处，不过他们都能全神贯注于训练。最重要的是，他们都信任我。因此，对于原本估计需要10天才能完成的训练，我决定加快进度——在第4天时就带领他们去攀登海拔1600米的斯涅日卡山。此前我只带过3个人上山，而自然拥有的野性力量会使人处于恐惧、兴奋的状态。对于他们而言，这座山峰是未知的，他们必须将自己托付给它，就像他们在之后的实验中要做到的那样。这群人从未有过在严寒中登山的经历，而当天的气温为零下25摄氏度，说是**冰冷彻骨**一点不为过，而且我们都光着上身，穿着短裤。但是，带着有意识的呼吸状态爬了25分钟以后，我们全都出汗了。等爬到山脊时，我们看到对面的一些捷克军人，他们打扮得像忍者一样,全身裹得严严实实,只露出一双眼睛。我们的到来显然让这些军人大吃一惊,在对方的邀请下,我们一起合了影。这样的经历令组员们感到振奋,于是我们决定继续登顶。当天山顶的气温低至零下27摄氏度,并且风力极强。斯涅日卡山是整个欧洲风力最大的地方之一,扑面而来的大风让人备感寒冷。在一鼓作气抵达峰顶以后,我们忍不住跳起了哈莱姆摇摆舞。那种感觉太棒了!也正是在那一刻,我知道组员们已经做好了准备。他们被唤醒了,他们的内心与一股从未了解的强大能量相连通。4天后,他们在医学中心接受了细菌内毒素的注射。在此前的研究中,有16135人接受过注射,几乎所有人都出现了不良反应,我是唯一的例外。然而这12个人也成功了,这一结果改变了科研现状,研究成果发表在了《自然》(Nature)和《美国国家科学院院刊》(Proceedings of the National Academy of Sciences of the United States of America)上,它们都是世界上深受推崇的科学期刊。[11] 这一研究也被改编进了美国《现代生物学》(Biology Now)教科书,走入了高中和大学的科学课堂。[12]

尽管这些发现被荷兰国家电视新闻所报道,也发表在前沿期刊和教科书上,但出乎我意料的是,很多科学机构仍然对此视而不见。

　　我自然很失望，但其实我并不需要这样的外界肯定。如果你过于关注来自外界的肯定，就会迷失通向自我的道路。自爱是为自己本就有的光芒而感到自豪。怎样才能成为最好的自己？那就是向着这个方向坚定前行，心无旁骛。爱自己，并不是为了捍卫自己的自我意识，而是在最害怕、最难受或最尴尬的时候，也能感受到自己，活在当下。保持冷静，你才能够更清楚、更富有同情心地看待他人。同样，也不能强求他人改变，而要改变自己。关注自己的心灵，至于别人的事，就交给他们自己。我应当通过行动和信念向他人表达自我，保持清醒、通透、敏感。而如果总是将别人对我的看法放在心上，我可能就会停滞不前。

　　我希望自己保持进取，和人们分享我知道的真理。不是我个人的真理，也不是写在《现代生物学》等教科书上的真理，而是自然的本质，就像信念以及对母亲的爱一样。生命像个谜团，而我欣然接受。

　　那年冬天，我们在波兰举办了为期一周的静修活动。天空晦暗阴沉，冷得要命，但对许多人来说，这却是他们生命中最美好的经历之一。我们喊着"忘掉自我，一路前

第5章 心灵之力

行"（No ego，we go）的口号进入了山区。冒着严寒，我们只穿着短裤和鞋子，赤裸着上身。对于个体而言，这种融入团体的感觉实在美妙。所有人携手前进，共同回到自然母亲的怀抱。当我们到达山顶时，寒风像皮鞭一样无情地抽打着我们的身体，没有人说话。所有人都在倾听，努力活着。每个人都开始感受。至少有那么一瞬间，我们都存在于某种超越心智的体验中。这时，一种宁静感受油然而生，这是一种超越心智思维的感受，因为大脑的深层部分正在苏醒和重置。我曾体验过很多次这种感觉，而现在我很开心与他人分享自然的智慧，这是一种更高的意识状态。人类具有群体属性，正因如此，与他人之间的交流会创造以感受为指导，但基于常识的解决方案。

在与一群人攀登乞力马扎罗山时，我们奋力攀登向终点，但并不是因为我们需要通过抵达终点来证明自我。"终点"本是虚幻的，它根本不存在，但我相信每个人都能成为开拓者，创造新的可能性。我曾在珠穆朗玛峰的半山腰陷入雪盲；我曾只穿着短裤走进未知之地而迷失方向；我曾在冰层之下的寒冷水流中找不到出口……我曾经迷茫，但因此才发现了心灵的力量。我认识到了真正的生命力，让我在绝望甚至危险的情况下依然能保持镇定。不过我并不是傻子，如果感觉有危险，我会转身回去，这一点毫无疑问。只是为自己设定挑战目标会激发更为深刻的内在真实感。目标会成就更丰富的自我，设定目标是为了沉浸于与当下现实融为一体的时刻，一步接着一步，随着感受而行动。目标和信念的作用也是惊人的，让你的心融入你所做的任何事情。

你并不需要冒险穿越北极圈或者进入沙漠中心地带来体验这种感觉，不过你的确需要勇敢地跳出舒适区。没有充斥着念头的心灵总是平静又充满自信的。有心灵的力量，你就能熬过最糟糕、最紧张的处境。寒冷、酷热和情绪都是压力，但它们归根结底源自生物化学层面，或者至少是以这种方式表现出来的。通过训练，我们就能够直面严寒压力，开始呼吸，走向幸福、勇气和健康。

训练法获得了科学数据的证实，它的有效性不再存疑。但它的效果取决于你是否接受并坚定地执行。你不需要成为修行 20 年的瑜伽士才能达到心灵和身体的深度转变。你很清楚，这种改变无法通过金钱影响或操纵权力结构来实现，唯有科学地展示，我们远比自己想象的要拥有更大潜力。

维姆·霍夫的冥想训练

冥想的起源可追溯至公元前5000年至公元前3500年，至今也仍然在不断发展之中。在有意识地进行呼吸训练时，实际上你就已经进入了某种形式的冥想状态，训练心智，也与内心深处发生联结。冥想的原则是关注不会刺激大脑思考的事物。我们可以聚焦于一些非常简单的事，跟随它进入内心深处的平静。以下是获得这种平静的方式之一。

1. 在一个安全、舒服的地方坐下来，摒除杂念。
2. 调整呼吸，让自己自然地呼吸。
3. 开始数自己的呼吸声，每次吸气和呼气算作1次。先数到7，再从7数到1。如果你发现自己突然陷入了对日常事务的思考，就继续回到计数上来。最终，你将专注于数呼吸，先从1数到7，再倒数。血流会流入大脑的深层区域，唤醒感受而非念头，让感受变得更加强烈。抓住这种感受，尽可能地深入其中。随着你的不断深入，计数的行为会逐渐停止，就像歌声慢慢淡出。跟着感觉，逐渐深入自我，深入平静之中。

维姆·霍夫训练法概览

日常练习的三大核心理念

觉知呼吸

1. 坐姿或躺姿,有意识地进行 30~40 次的充分呼吸:专注地吸气进入腹部和胸部,然后自然放松,无须刻意发力。
2. 最后一次呼气时,将空气慢慢呼出,在没有不舒服的前提下,尽可能地屏息较长时间。聆听身体的感受。
3. 当感觉需要再次呼吸时,深吸一口气,保持 10~15 秒,然后再自然放松。
4. 重复上述步骤两到三次,注意自己的感觉,根据需要来调整呼吸。
5. 在这种振奋的状态下休息,直到自己精力充沛,准备好投身于日常事务中。或者将刚才生成的能量运用至晨练或瑜伽练习中去。可以实验一下,看看哪种方式最适合自己。

恭喜!通过以上练习,你重塑了健康的关键因素,强化了自身的活力和专注度,释放了压力,减少了炎症因子的产生,强化了免疫系统。

要了解维姆·霍夫训练法中呼吸练习的详细指导和安全准则,可参阅**第 4 章**。

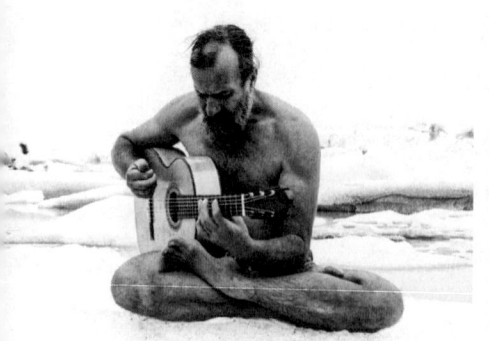

心灵之力

呼吸练习后的时间是对个人心态进行规划的最佳时机。不妨尝试以下步骤:

1. 在结束呼吸练习之前,可以选择任意一个想法,譬如"今天冷水淋浴要比昨天多坚持 15 秒",或者"我感觉快乐、健康且强大"。
2. 回想上述念头,注意自己的身体感受。
3. 如果你发现自己的内心对上述想法存在抵触,继续保持稳定的呼吸,直至你感觉自己的身体和心灵达成了一致。

随着练习,你对于自己内心感受的觉知,或称为内观,会变得敏锐,这使得你能够更加有意识地观察和影响身心。

详情可参阅**第 12 章**。

低温暴露

1. 在温水淋浴结束后,将温水调为冷水。
2. 你可以按从腿脚开始,然后手臂,最后躯干的顺序来接触冷水。
3. 切勿在站着淋浴的过程中进行维姆·霍夫基础呼吸训练。
4. 每天逐渐延长冷水淋浴的时间,直到能坚持两分钟。
5. 如果在结束淋浴后还在发抖,可以尝试马步练习(详情可参阅第 166 页的内容)。

通过以上练习,你会提升代谢效率,调节激素水平,进一步减轻炎症,同时也会享受因寒冷而释放的内啡肽和内源性大麻素所带来的欣快感。

要了解寒冷暴露的详细指导和安全准则,可参阅**第 3 章**。

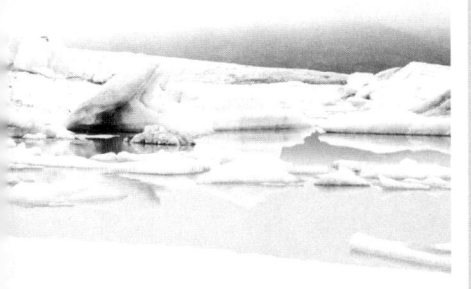

第6章

奥拉娅

有时后退是为了更好地前进。如果真是如此,那意味着我必须得回顾一下占屋者的岁月。那是生命中塑造我的一段时期,那时候我整天弹吉他,练瑜伽,当然也第一次感受到寒冷的吸引力。当我在贝娅特丽克丝公园迈入冰水中时,我感悟到了生命的新深度,以及与自然、内在自我之间的全新联系,这是前所未有的体验。我越来越深入地探索,不断实验和尝试,像个疯子一样,只穿着短裤整晚待在冰冷刺骨的室外。

我不参与政治,我喜欢自由的感觉。我们这些占屋者住在一个废弃的大型孤儿院里,我的邻居们都是自由的思想者,他们中间有诗人、音乐家和其他艺术家——所有人住在一起,释放天性和自我。放下判断,放下先入为主的概念，才能看到自己的真实处境，这便是我在那些年所做的事情。审视当下和未来的自己。这个世界有太多人害怕或不愿意放下，我们的生活被规则、道德以及由从众心理驱动的伦理观所约束，被喧嚣的政治事件和无休止的时事潮流所影响。这使得我们对于世界的认知过于狭隘，而这种狭隘的世界观恰恰是自由的对立面。

当时的我并没有意识到这一点，而在占屋期间的自由使我第一次回头审视自己在过去40年间的求索道路。它让我和自身的存在有了联结，激励我去创作诗歌，去探讨从哲学、文化到存在的本质等各种问题，通过艺术创作来自由自在地表达个人观点。在那里没有人会感觉沮丧、幻灭或有压力。也正是在那种自由带来的可能性中，我第一次找到了自己与冷水之间的联系。

只有内心自由的探索者才能成为发现者。当我们陷入日常生活的压力中时，根本不可能发现真义，压力会让我们疲于奔命。而一旦从这种压力中抽身出来，某种全新的现实就会进入你的意识之中。我们占屋时居住的那所老旧孤儿院面积相当大，甚至内部有两处庭院。庭院不仅提供了隐蔽性，还带来了可仰望天空的开阔视野。每到冬天，

第6章 奥拉娅

天寒地冻时，我便会赤身裸体地坐在其中一座庭院里，整夜做着后来成为现在这个训练法的练习。只要有想法，我随时都会进入练习状态，即使白天也会赤裸身体。裸体没什么好羞耻的，但我不想被人打扰，所以通常在晚上独自静坐。我还记得自己坐在那里时，能感受到内心的能量涌动，这种感觉将我带入了灵魂的深处。虽然我并不明白这种感觉是什么，但希望自己能一直沉浸其中。

记得有一次，我正在庭院里做着瑜伽，有个女人故意将脚放在我的生殖器上。可能她觉得这样做挺有趣，但我并未出现丝毫的生理反应。我全然沉浸在瑜伽练习中，整个人处于完全受控的状态。大家都很惊讶，有人问："嘿，怎么没反应，你是不是有什么问题？"我并没有什么问题。我喜欢女性，我这一生养育了6个孩子。但如果没有想法，我就不会有反应，就是这么简单。我对自己的性欲有完全的支配权，通过冷暴露，我获得了这一能力。寒冷激活了脑干中的下丘脑-垂体-肾上腺轴，脑干不仅指挥着人类的或战或逃反应，也负责食物保障以及繁衍的内在冲动。它们是人类原始生存本能的一部分，但对于寒冷的体验让我能够控制这些本能以及依附于本能的情绪。

贝娅特丽克丝公园距离占屋者之家大约只有400米，我在公园里的两株柳树之间找到了属于自己的空间，没人会注意到我。我每天都会去那里浸没在冰水之中，也沉浸在内心深处，就像进行某种可以为自己补充能量的仪式。一旦进入水中，我就会通过呼吸给自己补充能量，令人愉悦的刺痛感逐渐强化，好像整个身体变成了一道电流。在25次呼吸后，我会将整个身体淹没在冰面以下，只留双手放在冰洞边缘。不过，请不要用这种方式进行训练，因为这太过于危险，练习者很容易晕厥，有溺水的危险。

身处冰层之下时，我什么都听不到，只体会到了一种深深的平静感，如同重生一般。在冰层下面，我先停留了1分钟，然后是2分钟、3分钟，一直到4分钟。等到5、6分钟后，我开始感觉到尿意，这是我需要回到水面上的信号。当我需要呼吸时，我会轻而易举地浮出水面。既感觉不到冷，也完全不会发抖，脑海中就只有当下的存在。我自然而然地从水中起身，穿上衣服，在水边做着练习，一切尽在掌握之中，我完全沉浸在内心世界。处于这种状态中时，我可以翻筋斗，表演劈叉，做俯卧撑，任何动作都不在话下。身体如同获得了某种难以言喻的力量，并且

第6章 奥拉娅

练习得越多,这股力量就变得越强。

在内心力量的觉醒过程中,我邂逅了后来成为我妻子的奥拉娅。在占屋者之家举办的一场聚会上,我看到了正在跳舞的她。她美得不可方物,长长的卷发,明亮的眼眸,丰满的嘴唇,简直可爱至极。她就在我面前跳着舞,我被迷住了,一时间有些手足无措。然而令我惊讶的是,她竟然走了过来,坐在了我身旁。她告诉我她的名字,奥拉娅,多么动听的名字!我们有说有笑,一切都感觉那么轻松、那么自然。聚会结束以后,我们决定去冯德尔公园走走,一路上我都在偷瞄她。不过幸好,她也会大方地回应我的目光。有些微妙的氛围逐渐发酵,我们之间似乎产生了某种能量——但突然之间,她不辞而别。我在公园的池塘里泡了一会儿,出来后就看不到她的身影了。一时间,我伤心失落,迷茫地走到公园里用来表演的舞台上坐了下来。忽然间我感觉有一双手放在了我的后背上。正是奥拉娅,她正在为我按摩!也正是在那一刻,我放下了心中的大石头。我将她搂入怀中,心中只有一个念头:我们相爱了。我们手拉手,一路跳着舞,穿过城市,回到占屋者之家,开心得飘飘然。

那天晚上我们和衣而睡，开始了一段柏拉图式的恋情，浪漫却真切无比。我们的关系以这种方式持续了 1 年之久。我们在另一个与肉体关系不同的层面心意相通。这种联系是如此强烈，以至于无须苛求太多。我们彼此深爱，我们在一起时，就好像突破了时间的限制，只存在于那一刻的纯粹情感之中。至少在我的记忆中，我们的爱情就是如此动人。

大约 1 年后，她不得不返回西班牙的巴斯克地区。在没有她的那 5 个月时间里，我越发孤独。有一天，我收到了她的来信，信上说她会在 1 个月之内回到阿姆斯特丹。在她回来以后，我们之间的能量也回归了。这一次，这股能量显露于肉体之间，我们成了恋人。然而好景不长，4 个月后她回到了西班牙，我以为一切都结束了。

奥拉娅的身影一直萦绕在我的脑海里，占据着我的心。思念不可能很快就消退，我用了四五个月的时间，才让自己的内心平复了下来。我非常想念她，以至于陷入迷失自我、浑浑噩噩的状态，但随着时间的推移，我终于能够重新控制自己。不久之后，我又收到了奥拉娅的来信。在信中她告诉我，她已经怀孕快 6 个月了。于是我做出了在这种处境下任何人都会做的选择——去找她。我立即赶到火车站,坐上了一辆开往巴黎的火车,然后又从巴黎抵达潘普洛纳。那时我们没有手机,她也没有留电话号码,我的手上就只有那封信。不过我上路了,道路就在前方——我要当父亲了,我的心中满是自豪。

我抵达了潘普洛纳,奥拉娅的家人接待了我。她的父亲有一双亮蓝色的眼睛,他看着我,让我感到了前所未有的压力。他的双眸直直盯着我,仿佛要穿透身体检查我的灵魂。我迎着他的目光,告诉他:"我来这里就是要承担起作为父亲的职责。我深爱着您的女儿,我会尽全力照顾好她和我们的孩子。"听到我的话后,他的眼神变得柔和起来,这家人终于接纳了我。他们知道,眼前这个人本性不坏,而且很有勇气。

我是同卵双胞胎之一,巧合的是奥拉娅也同样如此。她有个名叫希乌瑞的双胞胎妹妹。那段时间,我在潘普洛纳四处闲逛,欣赏着巴斯克地区的美景,心中为结识这些非凡的女性而感到无比自豪。她们姐妹俩在交谈时,我只能尽力听个大概,因为我的西班牙语不是很好。有时候我完全听不懂,但我相信爱是一种通用的语言。虽然奥拉娅等了5个多月才告诉我她怀孕了,但在潘普洛纳待了两个星期后,我们就知道下一步应该怎么做了。我们一起回到了阿姆斯特丹。

当时的我身无分文,还住在占屋者之家。不过,我们俩彼此相爱和尊重,可以一起共渡难关。奥拉娅快分娩的时候,我们叫了一辆出租车去医院。那时我穷得几乎连车费都付不起,不过幸好荷兰施行全民医疗保障,所以不必担心住院费用。

凌晨5点整,我们的儿子埃纳姆出生了。那是1983年3月22日,然而在我的记忆里仿佛就是昨天。他长着可爱的小手小脚,享受着世界上全部的爱。在医院待了一两天后,我们就回家安顿了下来。我们的小家庭就这样诞生了。

荷兰的法律规定父母必须在孩子出生后的3天内登记孩子的名字。我去了市政厅,但因为还没有想好名字,想干脆就叫"名字"算了。在荷兰语中,"名字"的写法是"een naam",不过我做了一点小小的改动,登记的工作人员并没有看出来。我在字母"m"前面加了一个"h",就变成了"Enahm"(埃纳姆)。听到这个名字,所有人都会称赞:"多么动听的名字啊!"唯独我在暗自发笑。我给他

第6章 奥拉娅

取名为"名字",是因为我实在想不到其他名字了。现在,儿子已经37岁了,大家还在喊他"名字",还有人会问:"这个名字是怎么取的?太特别,太有异国情调了。"我不想让他们失望,所以会配合着编造一通。其实,事实就是这么简单。

埃纳姆是个快乐的孩子,总是笑个不停,非常讨人喜欢。我并没有想特别培养他,只是在他很小的时候,就开始训练他接触冷水。一开始只是快速地泡一下身体,并没有让他在冰水里游泳。他一开始会喘气,像是受到了惊吓,然后就会笑个不停。小家伙散发着如此巨大的能量,他很喜欢这样的定期锻炼。我相信这帮助他长成了一个非常健康、强壮的婴儿,天性乐观,极少生病。我们也享受了美好的亲子时光,不用像许多新手父母那样操心。当你和孩子相处得非常愉快,孩子也快乐健康地成长时,自然会冒出多生几个的念头。

第二个孩子是个女儿,我们为她取名伊莎贝尔,昵称伊莎。她小时候可真是漂亮,长着我见过的最美丽的蓝眼睛。伊莎今年35岁,和我在一起工作。一起共事的还有哥哥埃纳姆以及后来出生的妹妹劳拉和弟弟迈克尔。劳拉小时候也是个令人称奇的大眼睛宝贝，迈克尔的名字则取自美国流行音乐天王迈克尔·杰克逊。那时我非常喜欢迈克尔·杰克逊的音乐，现在也是。

伊莎出生后，我们就打算离开占屋者之家。对我来说，要突然间重回8年前逃离的体系，重新走进充斥着规则和惯例的世界是相当困难的。我要面对各种各样的难题，例如有邻居抱怨我们的孩子太吵闹了。而在我看来，他们似乎无法接受生活的本来面目，或许生活令人们备感压力，于是孩子的玩闹——**这本就是儿童的天性**——便成了一种干扰。我还曾一度在法庭上与住在同一栋楼里的邻居们对质，邻居们认为孩子们制造了太多噪声，想把我们赶走。虽然这件事很荒唐，但这也让我清楚地意识到需要做出改变了。

我们带上孩子，收拾好为数不多的家当，我哥哥鲁迪开车送我们去了西班牙的山区。在距离潘普洛纳40千米的伊图尔戈延，我们的落脚点是一栋很大的老房子，已经有十几年没有人住了。当然，我还得找份工作。我在村子里看到一张招募英语教师的启事，学校位于南边14千米处的埃斯特拉，要求应聘者既能说西班牙语又能说英语。这两

第6章 奥拉娅

种语言我都不算特别流利,不过应付一下应该没问题。于是,我填写了一份申请,幸运地被录用了。与此同时,我也开始学习巴斯克语,这是一种与西班牙语完全不同但非常优美的语言。学会巴斯克语,我就可以与奥拉娅、她的家人以及附近的人们更方便地交流了。

巴斯克人与西班牙政府存在文化和政治上的分歧,受到长期压制。西班牙政府希望西班牙文化成为该地区的主导文化,然而巴斯克人骄傲于他们的悠久传统。当时西班牙还未逃离法西斯政权的统治,佛朗哥的独裁政府给巴斯克文化留下了永久的创伤。此外,西班牙国内还有一个名为"巴斯克祖国与自由"(Euskadi Ta Askatasuna,简称ETA)的分离主义组织。由于实施爆炸、暗杀和绑架等暴力活动,ETA 被西班牙、英国、美国、加拿大和欧盟列为恐怖组织[1],他们坚信自己为文化自由和自治权而战,然而方式太过极端。我支持自由,可我并不赞同杀戮,我倾向于甘地的非暴力模式:不存在通往和平的道路,和平本身即是道路。

不过我没想到的是政治冲突竟然会离我这么近。记得有天晚上,我住在奥拉娅父母位于潘普洛纳的房子里,夜里梦见了一些非常可怕的事情,接着只听"砰"的一声巨响,我被惊醒了。我跑到窗边望向楼下,才知道街道上发生了汽车炸弹袭击,3个人被炸成了碎片。3个小时后,我下楼走上街道,红十字会的工作人员还未离去。起初我没有意识到他们在做什么,直到后来我才发现,他们正从街道两旁的灌木和植被中收集死者的残骸。那真是令我终生难忘且让人作呕的一幕。

暴力的阴霾笼罩着我们,我和妻子以及4个孩子陷入了困境。当时我们不仅缺钱,奥拉娅的精神状态也开始恶化。奥拉娅原本是个开朗外向的人,说起话来总是滔滔不绝,拥有独特的人格魅力。然而却仿佛有一团阴影在不断逼近她。目睹自己深爱的人在黑暗中越陷越深,真是一件令人异常痛苦的事情。我们在山上拥有一个好住处,远离城市的喧嚣,也离她的家人不远。我的工作虽然薪水微薄,但总是有些钱。然而,那阴影愈来愈可怕。

当奥拉娅状态很好的时候,她是一位出色的母亲,但在其他时候她会一直躺在床上,对孩子不管不问。她感觉非常抑郁,情况越来越糟。我们不能再在这里待下去了,奥拉娅无法照顾孩子们,我一个人又无法包办。于是,我

第6章 奥拉娅

将她送回了潘普洛纳的父母家,自己带着4个孩子回到了荷兰。

回到荷兰的我没有房子,没有存款,没有工作,只有4个嗷嗷待哺的孩子。幸运的是,荷兰政府提供了慷慨的社会援助福利。经过简单调查后,他们为我租下了一套房子,并按月支付抚养金,让我暂时得以维持生活。当时我们最大的孩子才8岁,最小的只有1岁。由于要照顾4个孩子,我很难找到工作,甚至连找工作的时间都抽不出来。但为了孩子,我必须尽可能地坚强。我练习瑜伽,保持冷水沐浴,坚持呼吸打坐,始终坚信我们将迎来美好的未来。

那是一段难熬的时期,但我并没有绝望。呼吸和寒冷能有效地帮助我应对压力,在心灵层面我仍然是自由的。在很大程度上,我们所处的困境被社会忽略了,但我要努力为自己和家人找到立足之地。尽管我和孩子们都深爱着奥拉娅,但我们不能再依赖她了,只能依靠自己以及彼此互助。年纪大一点的孩子以超出我预期的速度,很快成长起来。

后来,情况渐渐有了转机,我在巴斯克地区认识的一位朋友哈维尔为我提供了一份工作,工作内容是组织游客前往西班牙的比利牛斯山旅行。我曾经和哈维尔一起进入过比利牛斯山的峡谷，那时峡谷探险还没有像今天这样流行。当时的峡谷也不具备探索的条件，但我们还是冒险闯入，欣赏了壮美的奇景。峡谷如同活生生的史前博物馆，到处都是奇特的巨石，还有深渊。那里没有时间，没有思想，只有令人印象深刻的能量。这是一股巨大的、宁静的能量——甚至有种紧张感。我意识到原来也有不少人享受这样的峡谷探险，于是我接受了哈维尔的工作。

由于组织峡谷探险游的工作是间歇的，所以我还得寻找其他的赚钱途径，我又接受了一份园丁的工作。这份工作很适合我，我也乐在其中。不过很快，我又将注意力转移到一项新兴的副业上——教孩子们如何安全地在花园里爬树。我设计的爬树生日派对很快就在阿姆斯特丹附近出了名。孩子们都喜欢攀爬！他们希望体验恐惧、自由玩耍以及寻找内心的平静。这便是攀爬课程结束后，我从孩子们的眼神中所读出的内容。他们安静地围坐成一圈，吃着黑面包或其他食物。似乎每个人的思绪都进入了静止状态。

孩子们比以往任何时候都需要爬树，他们需要像丛林里的人猿泰山一样玩耍。树木是一位老师，它教会攀爬者

第6章 奥拉娅

克服恐惧,掌握运动技能,建立起心灵与身体的联系。这是一种即时的学习过程,是孩子们从任何电子游戏中都无法学到的东西。他们不知道这种东西是什么,但可以感受到。他们喜欢这带给自己的感觉。树是有生命的,当孩子们爬上树,起风时他们就会充满活力地跟着树来回摆动。他们会感受到某种如亲情一般强烈又深刻的联系。与此同时,孩子们也必须小心谨慎,这让他们能够深入大脑和身体。他们会变得敏感、警觉,与周围的环境相适应。

这不正是一个孩子想要的吗?这不也是我们**所有人都想要的**吗?孩子们需要完整的生活,希望体验一切未知,他们想要被好奇心和爱,而不是恐惧所引导。他们知道,感觉就是认知。所以,请放手让孩子们去玩。

学校教育可以教给孩子历史、数学或语言,但快乐、勇气和健康也应该成为孩子们的必修课。很多人一到成年,就立即迈入了不尽如人意的职业生涯,开始陷入各种压力,导致精力透支;还有许多人患上了自身免疫性疾病,这都是压力过大的缘故。其实这一切根本没有必要。自然在我们心中,也在孩子们的心中。快乐、勇气和健康——这些才是我们应该追求的。

玩耍是关键所在。我是一个玩心很重的人，而且特别喜欢和孩子们一起玩。有时候我甚至觉得，我比孩子自己更喜欢与他们玩耍，我尽自己所能想让孩子们开心。

当时，我和哈维尔组织了一次峡谷探险活动。规模虽然不大，但赚的钱足够维持我的日常开支。另外，我也将训练法融入了工作中。探险活动需要带领团队成员穿越峡谷和山区，这些地方通常都会存在低温水域，有助于调动人们的潜能。通过传授呼吸技能，我将这份工作做得非常出色。我感到生命的火花重新迸发出来，然而此时我认识的那个奥拉娅已经不复存在了。

奥拉娅越陷越深，吃药和打针都无济于事，没有一种治疗方法能够阻止她陷入黑暗之中。我尽力陪伴在她身边，因为她既是孩子们的母亲，也是我的至爱。我依然疯狂地爱着她，但我无计可施。她受到自身心智的威胁和恐吓。而为了孩子，我需要保持坚强，尽可能地为他们创造一个安定的环境。

1995年的夏天，由于需要带队前往峡谷探险，我们一家人便回到了西班牙。这样可以让孩子们待在我身边，又能接受奥拉娅的家人照顾。

第6章 奥拉娅

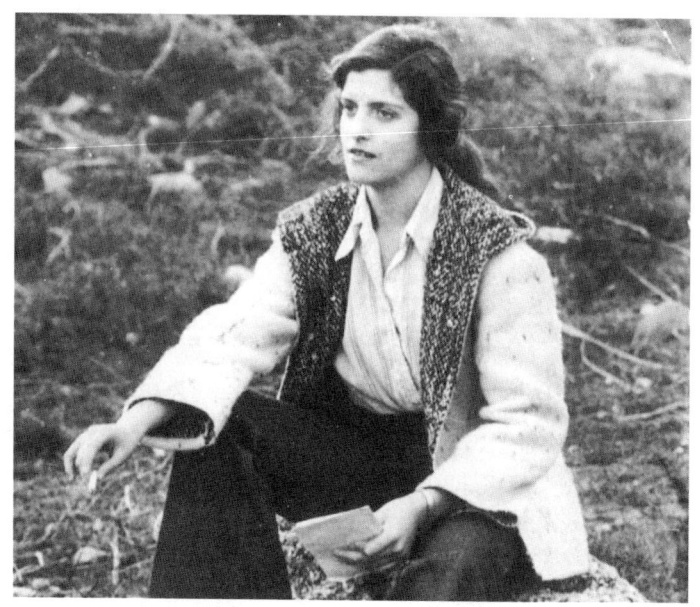

奥拉娅

我还记得,在回到西班牙的途中,有天晚上我们睡在户外。在满天星光下,奥拉娅靠近我,说她想再生一个孩子。我告诉她:"亲爱的,我们得先把病养好。"抵达西班牙后,奥拉娅的家人安顿好了她和孩子们,而我则进了山区。3周后,还在忙着工作的我接到了奥拉娅哥哥打来的电话,他告诉我,奥拉娅在和孩子们吻别后,直接从8楼跳了下去。

我立刻返回了潘普洛纳,她的父亲带我去见了她最后一面。我看到了她的面容，她已经从阴影中解脱。黑暗散去，邪恶和恐惧已经消失。她脑海中的恶魔离开了，她获得了平静，尽管我心如刀割，但在某种意义上，我也获得了平静。我依然能感觉到她的存在，仿佛她还在关注着我和孩子们的一举一动。这份挚爱历久弥新，永不会变质，它强烈而且鲜活。奥拉娅走过的地方，新树繁茂，万物葱茏。这些树木终会结出硕果，而果实又会滋养我们的灵魂。

奥拉娅的父亲同样泣不成声，我们一起安葬了她。之后不久，我就回到山里继续工作了。我来不及哀悼，来不及抚平悲伤，只能在峡谷和自己的内心之中获得平静。通过回归生活日常，我在心碎和伤痛的打击下活了下来。我告诉自己，我不能陷进去，我还有4个孩子需要照顾，不能倒下，必须坚持住。

你或许想问最终治愈我的究竟是什么？答案其实很简单，是冷水，它带我重返现实。在冷水的引导下，我没有因为破碎的情感而陷入压力和悲伤，而是获得了心灵的宁静。这种宁静使我受伤的心得以休息、恢复和重建。人生的经历大抵就是如此。孩子们让我活了下来，而冷水治愈了我；又或者说，冷水使我活着，而孩子们给予我治愈的

第6章 奥拉娅

力量。他们让我有了生活的目标，让我全情投入。进入冷水时，你不会想到抵押贷款、自己的下一顿饭、自己的情感包袱。你不会被自己的想法所困扰。水冰冷刺骨，唯有生存令你全神贯注。由此，我进入了治愈自己的空间。

也正是在那时，我第一次领悟到冷水、呼吸技巧和积极心态的真正好处。所以，我将它们总结为一种方法，希望其他人也能像我一样从中受益。呼吸练习既简单又有效，练习者只需要几分钟就能感受到一股力量从自我深处启动，改变了体内的生物化学进程。每次做呼吸练习时，我都能感觉自己得到了净化。我的心灵得以平静，充满能量。我可以有意识地走进心灵深处，如同自然所赋予的本能，简单而高效。25年了，随着时间的推移，我的训练法也获得了长远的进步，但它最初的火花依然闪耀于我的心间。如同留给我最亲密的爱人奥拉娅的记忆一样，无论走到哪里，它都会陪伴在我身边。

―第7章―

为了健康而训练

时光倒回2018年,当时我在夏威夷珍珠港的美国海军基地为一支海豹突击队做了几天的培训。培训第一天,我们重点学习了在寒冷环境下如何应对压力和睡眠不足,以及如何控制应激激素水平。海豹突击队属于精锐部队,这些队员掌握了在恶劣条件下生存的所有技能,但他们却经常遭遇失眠且承受着巨大压力,这才是我最关心的。我希望帮助他们深入了解自己的身体,更好地掌控生理状态,无论在何种状况下都能保持高水平的表现。

没入冰冷的水中会给身体带来巨大的压力,但学习如何循序渐进,运用呼吸练习来改变自身的生物化学进程,有助于我们迅速适应寒冷并减轻压力带来的影响。此外,我们还能学会以积极主动而非被动的方式来应对寒冷。这便是我的教学内容。

尽管这些海豹突击队员拥有几乎全世界最强悍的战斗力，下水如同家常便饭，但他们中的许多人依然会向我虚心请教，这令我感到不胜荣幸。不过，在抵达基地的第二天，我就不知道自己还有什么本事可以教给他们了。第一天的学习基本上涵盖了所有内容，而且这些特种作战人员的时间也非常宝贵。

来到检查站准备进入基地时，我低头查看了手机，发现一位叫作珍妮的全科医师给我发来了一封电子邮件。她在邮件中这样写道：

亲爱的维姆：

去年，我由于痛苦难耐，从3楼的窗户上跳了下去。在医院苏醒后，我看到哥哥陪在我身边。哥哥将你的事情告诉了我。后来我就开始按照你教授的方法进行呼吸训练和适应寒冷。现在生命中的每一天都令我感激万分。

爱你的珍妮

第7章 为了健康而训练

也正是在那一刻,我意识到可以在第二天的训练中带给海豹突击队队员们什么。有些好的想法总是在不经意间冒出来。第二天,我让所有队员聚集在一棵大树的树荫下,对他们说:"今天我们要学习的内容是如何成为自身的将领,阻止一场内心的战争。真正的恐怖分子其实隐藏在你的内心和身体里。"接下来,我们开始进行呼吸训练。随着训练的深入,队员们渐渐进入了内心深处,找到了前所未有的平静感。对呼吸的完全投入使他们能够更加了解自己,在那一刻,他们的使命和职责从表层的意识中消失了。他们从海豹突击队的生活压力中暂时脱身出来,沉浸于一种安宁之中。

"你如何看待生活?你的天命是什么?"我问道。

"我只想保护家人,我的孩子,我的爱人。"有人大声喊道。

"是的。"我说道,"这就是我们想带给这个世界的能量。但只有解决真正令人恐惧的因素——疾病、体能和精神问题——我们才能保证自身及所爱之人的幸福。如果你的身心与真正的天性保持一致,内心充盈,就会渐渐体会到平和、幸福和决心,展现出最好的状态。"就这样,队员们的心房打开了，他们赢得了这场对抗恐惧的战争。

❋

我的事业让我有幸结识了许多不同的人，他们来自世界各地的各行各业。训练法已经发展成一项令人惊叹的运动，并且仍在延续之中。认可和支持训练法的科学家也变得越来越多，相比过去，我遭受的质疑之声也越来越少。有很多认为自己无可救药的人开始实践我们的方法。一段时间后，他们中的很多人发现自己不再需要药物治疗，因为他们重获应对压力的与生俱来的能力，无论压力源于细菌、病毒，还是在纷扰生活中驾驭人生和管理情绪时产生的日常焦虑，又或者是波动性和不确定性。如果你能像他们一样练习技巧，呼吸起来，勇敢地迈入寒冷环境，更重要的是，对自己的潜力有信心，那么你也可以超越制约着自己的思维和行为方式，获得真正的勇气、健康和幸福。

残缺并非我们的本原，我们生来完整，是生命力让我们重归完整。从出生那一刻起，你就一直在呼吸，但或许你从未想过呼吸的意图是什么。只有当转变看法，将呼吸作为**灵感**，接纳它时，我们才向改变的可能性敞开了自我。

事实就是这么简单,就像我在一开始所说的:呼吸是一扇门。

很多患有自身免疫性疾病和其他慢性疾病的人都从训练法中获益良多。例如,克罗恩病就是一种可怕的疾病,患者要接受手术切除肠道和结肠造口,还要接受持续的药物治疗,包括长期使用有害的类固醇。[1]医疗机构穷尽智慧,依然未能研发出有效的替代疗法来治疗克罗恩病,目前能做的只是药物治疗以及在某种程度上对患者的饮食进行精细化管理。然而,克罗恩病患者在实践维姆·霍夫训练法后却发现,相关炎症减轻了,药物需求也随之减少。这并非夸大其词。事实上,缓解炎症是人类个体与生俱来的能力。呼吸练习的好处也并不仅限于克罗恩病患者。

关于溃疡性结肠炎

接触维姆·霍夫训练法是我生命中最棒的时刻之一。它不仅治愈了我的自身免疫性疾病,也帮助很多练习者重新掌控生活,重获勇气、健康和意义。2006年我一直处于抑郁状态,生活不如意,对健康和饮食也毫不关心。我无处可去，处于人生低谷。严重的结肠炎令我痛苦万分，我经常长时间坐在马桶上便血。那段时间我整个人都萎靡不振。

接着我被诊断出溃疡性结肠炎，这是一种自身免疫性疾病，也被称为炎症性肠病（IBD）。它类似于克罗恩病，而且医生告诉我，我将与这种病终身相伴。

多年以来，我不仅尝试了膳食营养、运动锻炼以及瑜伽冥想，还改变了生活作息，戒除了各种有害的习惯和活动。尽管病情得到了缓解（症状消失了），并且在5年多的时间里没有用药，但日常起居、饮食仍然存在诸多限制。我只能在"边界"内活动，而且必须非常谨慎……直到维姆·霍夫训练法出现在我的生命里。

通过维姆的10周线上课程，我终于找到了恢复身体原初状态的方法。几周内，我的身体便发生了深层次的改变。现在的我仿佛是一个全新的人。病痛已经消失了。训练法帮助我超越了自身的边界，确立了新的边界。现在我可以自由地饮食，再次享受健身和运动。我过着自由的生活，能够旅行和工作，也实现了梦想——成为维姆·霍夫训练法认证教练去帮助他人。我从未像现在这般强壮、健康、快乐，好像自己从来没有生过病。

理查德·艾林（Richard Ayling）

印度尼西亚，巴厘岛

来自美国疾病预防控制中心（CDC）的数据显示，23%的美国成年人，即多达5400万人曾被医生诊断为关节炎——一种以关节疼痛为特征的疾病。另外还有大约4000万人有关节炎的症状。在确诊关节炎的5400万人中，有大约2400万患者曾报告自身的活动会因此受限。这是极为痛苦的感受，然而现实本不该如此。[2]

虽然除药物治疗外，物理治疗、按摩和针灸都可以在不同程度上缓解关节炎患者的疼痛和不适，但人们往往认为这种疾病是无法治愈的。与克罗恩病一样，关节炎也是一种炎症导致的疾病。[3]这就是为什么有如此多的关节炎患者需要接受消炎药物治疗。当病情严重时，甚至要使用类固醇药物。可是这世界上的确存在不服用任何药物就能大大减轻关节炎症的方法，你也可以重新享受自己喜爱的体育活动而不必忍受疼痛和不适。

亨克·范德伯格是一位来自荷兰的铁匠，他的母亲在

56岁时就死于类风湿性关节炎引起的并发症。眼下，类风湿关节炎的折磨也让亨克变得虚弱不堪，年近五旬的他前来求助于我。之前他几乎无法工作，手腕和肘部不得不做手术。他感觉异常痛苦，几乎陷入绝望。风湿病医生开出的药物也不起作用，几乎无法行走。有位朋友告诉他："不妨去找维姆·霍夫试试看。"

当时，报名参加那一期培训的学员大约有40人，亨克是其中之一。上课的地点在荷兰的布拉里克姆，距离他住的地方只相隔几座城镇。第一天的晚餐会上，我坐在他对面，对他的状况有了一些了解。亨克告诉我，他现在极度畏寒，身体状态差到连摩托车都骑不了，甚至怀疑自己连一个俯卧撑也做不了。他正在考虑关闭自己的铁匠铺——那间铁匠铺作为家族产业，其历史甚至可以追溯至19世纪30年代。

"何止1个，明天你就能做40个俯卧撑。"我告诉他。

"你疯了吧？"他非常疑惑。

"是有点疯狂。"我说道，"但你知道，生活就是这样。"我看着他的眼睛。"明天你要做40个俯卧撑。"我重复道。他从我的眼神中看出，我并不是在开玩笑。

第7章 为了健康而训练

第二天早上早餐后,我跟亨克讲了一遍呼吸练习的要点。他起初将信将疑,有些抗拒,后来开始照做。人们逐渐聚拢在我们周围,亨克意识到自己已经无路可退。虽然觉得疯狂,但他仍然打算尽力而为。他把自己完全交给了呼吸——全心全意,顺其自然——先练习30次,然后是40次。

"现在,充分吸气。"我边说边演示,"充分呼气。最后一次,充分吸气,停下来,现在开始做俯卧撑!"

这时,这位被关节炎折磨得几乎无法走路的人,竟然一口气做完了40个俯卧撑。40个俯卧撑,你能想象吗?他脸上的表情——一种极度惊讶的表情——我一辈子也忘不了。那一刻,这个男人仿佛亲眼见到了上帝。多年以来,抱着善意的医生以及药物治疗导致亨克陷入了恶性循环,他甚至要抛弃自己唯一的谋生手段。但他只进行了二三十分钟的呼吸训练,便毫无痛苦地完成了40个俯卧撑。

如果这都不算奇迹,那什么才是呢?亨克整个人都愣住了,呆呆地坐在那里。后来在我们体验冰浴时,亨克毫不犹豫地跳进了冰水里。

如今每到冬季的早晨,亨克都会在家附近的霍伊米尔湖进行冷水浴，追随他的还有大约 60 位本地镇民。亨克已经使他们坚信冷水的治疗效果，当然，他本人就是最好的证明。他不仅回归了全职工作，将祖传的铁匠铺管理得井井有条，而且还因为带领众人体验寒冷环境而在本地家喻户晓。他甚至发起了一项传统，在每年的新年伊始，带领四五百人共同体验冷水沐浴，就像是为了慈善募捐的美国北极熊跳水。至于亨克的类风湿性关节炎，虽然关节本身遭到了不可逆转的损害，但炎症几乎完全消失。亨克康复得如此彻底，以至于在 2014 年，他还参加了我们组织的攀登非洲大陆最高峰乞力马扎罗山的探险活动。这一切是如此的不可思议！

亨克并非唯一一个通过练习缓解症状甚至成功治愈疾病的人，从糖尿病到帕金森病，有成千上万罹患不同疾病的人通过呼吸练习和寒冷刺激，收获了健康方面的巨大益处。我们也收到了大量的感谢信，其中一些已被收录于本书中。信中他们称赞训练法帮助他们控制乃至消除了各类疾病带来的衰弱症状，仿佛获得了新生。这很鼓舞人心。

对于普通人，尤其是患有严重疾病，甚至感觉身体与自己为敌的人来说，直面疼痛是非常重要的。冷水可以让他们重新成为身体的掌控者——向疼痛敞开胸怀，重新看待疼痛带来的感受，选择接纳和改变，让自己不再成为受害者。在发生俯卧撑奇迹后，亨克会有何感受呢？我相信在意识到自己完成壮举的那一瞬间，他的生命便已经改变。在那一刻，他一定对未来充满了希望。他成了自己的灵感源泉，从刚刚萌生的能力中汲取了营养。

人们往往将药物视作拯救自己的良策，但我的训练法能够让人重拾责任，这通常会彻底改变一个人的生活方式。同样，文化的转变有赖于每一个人的责任感。当处于严重的疾病状况中时，你尤其要坚持和保持专注。我见过很多人通过努力让病情好转，从而避免了昂贵的住院治疗。如果大家都这样做，或许原本是医院的建筑可以空出来安置无家可归的人或者改造成公共图书馆，丰富社区居民的文化生活，人们也不再陷入疾病、手术和依赖药物解决方案的恶性循环。

然而我并不是医生，我的训练法也不能够替代医疗。 医学是崇高的事业，我确信大多数医生进入这一行业是出于想要帮助他人的责任感。但更深入地研究维姆·霍夫训练法也是非常有必要的，它高效且自然。我不是阴谋论者，但有时候我觉得，一些否定的声音或许源于训练法对某些既有秩序构成了威胁。将健康的主导权重新交还给病人，而不是由制药集团把持，从某种意义上而言这是一种变革。但一定还有更好的办法，我一直相信。

医学正在向着更全面、更自然的保健措施转变，我们举办的培训班也吸引了大量观众，这是一个缓慢而坚定的过程。对此，我充满了感激。在阿姆斯特丹，我们已经有500名学员，在巴塞罗那有400人，在慕尼黑、波兰、墨尔本、悉尼和洛杉矶也有很多参与者。甚至在我外出旅行时帮我照看维姆·霍夫训练中心的园丁也通过训练法获得了好处。

伯特温·霍耶尔（Bertwin Hooijer）刚来我这里时，不仅患有抑郁症，还受到严重的背痛折磨，时常彻夜难眠。但通过练习，他的抑郁症和背痛消失了。现在除了花园，他还会帮我打理本地组织的两日静修活动，照看冰浴设备、火堆以及处理各种杂事。赶来参加静修活动的人们来自世界各地，伯特温亲眼目睹了训练法如何深刻地改变了这些人的生活。当人们离开这里时，看上去比两天前刚来时快乐许多，这种快乐是具有感染力的。

我现在的居住地斯特罗是荷兰最信奉天主教的地区之一。我相信每个人的内心都有属于自己的神性，与牧师、修行者或教会传达的不同——你就是自己的庙宇。所以你必须好好地对待它，保护好它，才能感受到神性的存在。

如今伯特温也一直在帮助其他人从维姆·霍夫训练法中获益，其中就包括一位患有严重关节炎的邻居。这位邻居一直依赖药物治疗，平日里极度畏寒。然而药物非常昂贵，药理的基础是白细胞介素 IL-6。正如我们在第 5 章中探讨的，IL-6 是一种促炎症蛋白质，我和皮克尔斯博士以及考克斯博士共同完成的实验证明，训练法对该物质有抑制作用。

在总人口只有 1700 万的荷兰，患有自身免疫性疾病的国民多达数百万人。如果换成人口 5 倍于荷兰的德国乃至整个欧洲，患病者的数量近乎天文数字。另据美国国家卫生研究院（NIH）估计，有多达 2350 万美国人患有自身免疫性疾病，并且我们有理由相信，这是保守的估计。[4] 如果训练法真的可以帮助自身免疫性疾病患者自然抑制体内的 IL-6 蛋白，那么全球或许能节省数万亿美元的药物开支。仅在美国，每年就可以节省近 8 亿美元。这些所谓的现代病往往与环境因素造成的压力密切相关，其实是可以避免的。

我是个情感丰富、热情的人，我想谈论的并不是某种肤浅的精神境界，而是责任。这种责任并不止于自身的道德、精神和物质福利，还包括整个社会的福祉。我书写的是我的真实感受。

关于多发性硬化症

2011 年，在诊断患有多发性硬化症的那一刻，我的世界轰然坍塌。我的第 4 个孩子才 10 个月大。病症影响到了我的手和胳膊，导致我无法继续小提琴手的演奏生涯。神经科医生告诉我这是不可逆的，我必须学会与残疾共度余生。后来，母亲将维姆·霍夫的经历告诉了我。我心想，不如就试试吧。

在课堂上，我在做呼吸练习时开始感觉到手指有隐隐的刺痛感。所以它们并没有完全"失灵"，还有生命力存在。我马上给丈夫打电话说："奇迹发生了。"

从那天起，我一直坚持练习。不久后，手部和手臂的机能便恢复了九成。维姆·霍夫训练法教会我如何真正聆听自己的身体，这让我变得强大起来。如今我的多发性硬化症得到了控制，我还成了 5 个孩子的母亲，在荷兰爱乐乐团全职工作，参加各种培训，过着自己理想中的有活力的生活。维姆·霍夫训练法让我在生理和心理层面都越来越坚强。

阿努什卡·弗兰肯（Anuschka Franken）

荷兰，阿姆斯特丹

目前，最年长的维姆·霍夫训练法实践者是居住在美国的弗朗西丝·弗雷德里克（Frances Frederico）。她在 97 岁时通过一门高龄者实践课程，开始接触我们的方法。而在本书撰写之时，弗朗西丝依然走在探索的路上。[5]

我在教学过程中还有幸结识了弗兰斯。与伯特温一样，他也是一名园丁。我们刚认识时，他已经 76 岁了，但外貌看上去非常年轻（现在也是），而且非常有精神。有一天，弗兰斯来找我，说想加入我们攀登乞力马扎罗山的探险队。虽然他患有莱姆病并且毫无登山经验，但他非常坚定。于是我同意他加入我们。调查记者斯科特·卡尼也是此行的见证者,他在《那些杀不死我们的》一书中记录了这段经历。弗兰斯积极进取的特质给我留下了极其深刻的印象。他身患疾病,缺少登山经验,但他站在我面前时,却表现出了强大的思想和内心,这让我毫不怀疑他一定能成功。最终在短短30个小时内,弗兰斯便跟随第二支队伍登上了山顶。这是一个难以置信却鼓舞人心的奇迹,然而我们的故事却并未结束。

事实证明,这次登山让弗兰斯仿佛脱胎换骨。下山后,他好像变成了另外一个人。他开始通过信念、激励和心灵之力来疗愈其他患有莱姆病的人。他展示了自己对于可能性的探索,引领他们进入寒冷环境中,陪伴他们进行呼吸练习,以及最重要的——展现信念的力量。弗兰斯拒绝以年龄或疾病来定义自己,他想以自己的方式让这个世界变得更美好。两年后,78岁的弗兰斯再次登顶乞力马扎罗山。

前段时间我还在 Facebook 上看到一张弗兰斯的照片。照片中的他站在冰水中,手中还提着两个大壶铃,标题是:永不退休。我可太喜欢这张照片了。这位年近八旬的老者

第7章 为了健康而训练

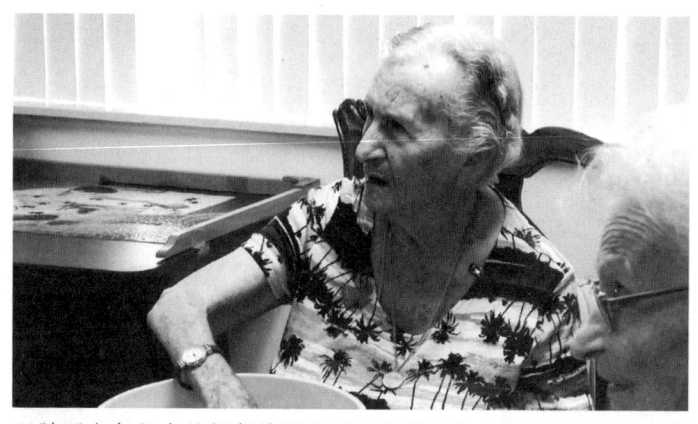

跟随面向年长者的视频培训教程,弗朗西丝·弗雷德里克正在练习渐进式冷暴露[6]

正在展示人应当如何生活。他的精神激励了我们,能拥有这样一位朋友,我感到非常自豪。

作为领队,我带领过不少人攀登乞力马扎罗山,但在这些队员中,或许没有人的经历比安娜·乔伊纳卡(Anna Chojnacka)更令人钦佩了。在登顶乌呼鲁峰的两年前,医生曾告诉她做好心理准备,她患的多发性硬化症会带来不可逆转的衰弱,她可能在5年内只能靠轮椅代步。[7]身为3个孩子的母亲,安娜无法接受这样的诊断结果。绝望中,她来求助于我,视我为最后的希望。她的经历让我非常感动,于是便问她:"再过几个月,我们准备去爬乞力马扎罗山，你要不要一起来？要振作起来！"她受到了激励。作为一位母亲，有 3 个孩子要抚养，却被医生告知可能会瘫痪——这种情况下，你才能体会到激励的真正意义。安娜的心中没有任何疑惑或犹豫。与亨克、弗兰斯以及其他同行的探险者一样，安娜没有冷暴露和登山方面的经验，但这并没有阻碍她。她想要凭借意志，以破纪录的速度成功登顶。这是我们第二次组织乞力马扎罗山攀登活动，而当时所有的科学家和高山专家都认为这是不负责任的举动，但最后所有人都安然无恙。我们用了 44 小时成功登顶。安娜在听到那个无情定论的 8 年后，开始跑起了马拉松。不仅如此，她还生了第 4 个孩子，写了一本关于登山经历的回忆录，名为《神药乞力马扎罗》（Kilimanjaro as Medicine）。

幸福和健康是我们追求的目标，也是我希望奉献给所有读者的——从冷水淋浴和晨间呼吸练习开始。你会受到鼓舞，突破自身感知的极限，离开舒适区，像珍妮、亨克、伯特温、弗兰斯还有安娜那样尝试新事物，过得生机勃勃，充分地展现丰富的内在灵魂。

很多人沉迷于自我，追逐着物质利益、地位或权力，忽略了自我的本质，然而你的灵魂是充满活力的。强大只存在于静谧的心灵之中，这时你才能得到生命力的充分滋养，而不断思考的大脑无法支配这些资源。我们的生命力和能量蕴含于血流之中，是时候超越自身局限和恐惧了。恐惧是限制性思维导致的结果，是一种负担。

维姆·霍夫训练法并不是万能灵药。只是你需要成为自己的良师和向导，直面恐惧，而不是转身逃避。越来越习惯于自己的力量后，你就能够获得动力，想吃得更健康，想去跑马拉松，梦想又开始复活了。

你会再次回归童真——保持好奇，保持谨慎。在这一过程中，你可以坚持写日记，与自己的伴侣谈谈心。我希望训练法也关乎人与人之间的联系、同理心以及跨越鸿沟。

每天我都会收到大量的信件和邮件。"谢谢你，维姆·霍夫。"人们会写，"感谢你在我生命中所做的一切。你完全改变了我。我曾经处于自杀的边缘，但现在我感觉很幸福，我找到了生命的真谛！我仿佛活过来了，全身心地投入了生活中。"

我们会失去生命本身的动力，而我的目标就是让你重新意识到自己的美好。以群体的方式来练习会产生巨大的功效，参加集体活动时，人们会在一个非常深的层面彼此联系，这是非常了不起的。荷兰人常说：分享快乐可以收获双倍的快乐，分享悲伤可以减去一半的悲伤。这听上去有些老套，但道理却是真的。

即使你从未体验过冰浴，屏息的时间从未超过2分钟，淋浴的水温也从未低于15摄氏度，维姆·霍夫训练法也依然有效。你甚至可以躺在床上进行基础呼吸练习。

我和你一样，既是实践者，也是亲历者。

关于乳腺癌

2015年，我被诊断患有一种快速分化的恶性乳腺癌，需要接受6个月的化疗、6周的放疗以及一次乳房整形手术。在化疗的间隙，我开始尝试觉知呼吸、低温暴露和心灵之力——这些内容构成了维姆·霍夫训练法的核心理念。后来，肿瘤医生在看到我的血液检查结果后，一脸不可思议地望着我，因为白细胞水平竟然在一周内增加了3倍！我坚持练习，渐渐感觉自己不像从前那样容易疲劳，整个人更有活力了。之后我便决定要和其他人分享这些知识和经验，于是一年后，我成了一名维姆·霍夫训练法认证讲师。现在不仅癌症缓解了，每个月我还会在家乡伊维萨岛开设 2 次课程。与他人分享我的幸福，看到他们也从训练法中获益，这给我带来了极大的快乐。对此，我满怀感恩。

苏珊娜·波尔斯玛（Suzanne Boersma）

伊维萨岛

—第8章—

维姆·霍夫训练法与行为表现

维姆·霍夫训练法的最大益处之一在于，它会对竞技状态产生不可思议的影响。来自世界各地的精英运动员，包括专业的奥运选手都经常来找我训练。他们并未达到应有的巅峰水准，于是希望我能帮助他们获得竞争优势，而非求助于危险的违法药物。即便他们看似已经到达巅峰，但其实精力水平、耐力、精神专注度、疲劳恢复时间以及整体运动表现都有改善的空间。我向他们展示如何才能自然地提高竞技表现，而最好的方式便是改变身体的生物化学进程。

在所有生命的细胞中，都存在一种叫作三磷酸腺苷（ATP）的化学物质，它是人类肌肉收缩等各种生理过程的能量来源。虽然三磷酸腺苷分子也存在于无氧状态下的细胞之中，但在有氧状态下，细胞中的三磷酸腺苷分子会成倍增加。[1] 三磷酸腺苷分子越多，能量就越多。这不仅有助于提高运动成绩，也有助于提升肌肉的可塑性。可塑性特指肌肉从压力状态下复原的能力，这一效果源于肌肉根据环境条件变化改变自身结构和功能特性的能力。对于运动员来说，单单维持身体处于巅峰或接近巅峰的状态，就必须消耗大量能量，因此他们往往缺乏多余能量养精蓄锐，以及进入上述可塑模式。[2]

生成更多三磷酸腺苷分子从而产生更多能量的过程涉及有氧呼吸。氧气通过分解运动时积聚在肌肉中的乳酸，来影响机体的线粒体过程。[3]

精英运动员或者休闲运动爱好者怎样才能实现上述目标呢？我的答案是：通过呼吸。对于前来咨询的运动员，我建议他们呼吸的强度要超出必要的程度，并且应当牢记这一做法。当呼吸的强度超过自己感觉需要的程度时，你就能突破最大摄氧量（$VO_{2\,max}$）——该数值通常用来衡量人体在运动过程中氧气消耗的最高水平。与此同时，我们也获得了适应高压状态和超越既有生理限制的能力。并非只有精英运动员才能做到这一点，即使不是运动员也同样可以。你要做的就是在第 4 章中提到的有意识呼吸法。在有氧呼吸过程中产生的三磷酸腺苷分子比在无氧状态下要多 30 倍左右。通过呼吸就能感受到其中的差别。

你是否想象过成为绿巨人那样的超能力者？这些电影或漫画中的幻想建立在无法解释的现实之上。例如，情急之下一位母亲可以迸发"神力"，抬起压住孩子的汽车。她可能既不是运动员，更不是什么超级英雄，但却可以在危急关头爆发出千钧之力。这被称为歇斯底里之力（hysterical strength），通常归因于肾上腺素的分泌增加，但目前相关研究并不多。我相信这是以某种方式获得了内在的力量，从而完成了近乎神迹的壮举，至于如何借助这股能量，我们并不清楚。不过现在，这个疑问似乎有了点眉目。

这一方法源于自然界，也来自你的内心。呼吸与心灵力量相结合，可以大大增加细胞中三磷酸腺苷分子的数量和肾上腺素的水平。当然，我并不是建议你做完呼吸练习后就冲出门把街道上所有的汽车都抬起来。我认为如今的竞技体育变得有些疯狂，把运动员逼得发疯，也导致了伤病、倦怠和抑郁情绪。我认识一些奥运金牌获得者，他们在职业生涯结束后变得非常沮丧，因为给予他们动力的竞争渠道已不复存在。但如果金牌也无法让你快乐，那它又有什么意义呢？

这是社会问题的又一种表现，与我们真实的本性乃至灵魂的表达毫无关系。这种寻求外部肯定以及追求成为"最佳"的行为，毫无疑问是一种愚蠢的做法。成为**最佳**和成为**最佳的自己**完全是两码事。不过，当你学会调节自身的生物化学进程和能量，并且能够以适合的方式来引导这股能量时，你就可以成为最好的自己。学会将心灵与呼吸相结合，你就能成倍地提升这股能量。尽管如何运用它完全取决于你自己，但其可能性是无穷无尽的。

关于职业橄榄球

是时候告别焦虑状态和比赛日紧张了。维姆·霍夫训练法让你可以运用自身的能力来重新校准状态和重拾专注，进而发挥自己的最佳水平。

2020年1月，我参加了维姆·霍夫在波兰组织的一次探险活动。在那之前，我已经接触过冷暴露练习，所以对于我而言，呼吸练习才是我需要关注的重点。那次探险是一次足以改变我人生的经历。直到现在，每天早上我都会使用手机应用程序来帮助自己进行基础呼吸训练。你需要做的就是躺在床上，让训练法来指导你。仅仅练习17分钟，呼吸技术就会让你的心灵重新校准，大脑发生化学变化。

在三轮呼吸练习之后，我感觉出奇地好，以至于那一整天都神清气爽。自从参加那次探险活动以来，我的睡眠得到了极大改善，恢复能力超过正常水平，而且由于体内氧气呈过饱和状态，我通常在训练很久以后才会感到疲劳。对于专业运动员来说，这具有不可估量的意义。四分卫、踢球手以及弃踢手在比赛时必须保持注意力高度集中——呼吸练习可以帮助他们在比赛的重要关头高效地控制心率和展现技能。

我希望得到的远不止改善健康水平、活得更久。比起其他人，我必须从自己的身体中获得更多的能量。然而维姆·霍夫训练法甚至并不关心这些，它只想让你发掘出更多上天赐予你的天赋，帮助你掌握自我成长的工具。虽然运动补剂和锻炼都具有神奇功效，但我觉得，这些都比不

> 上早上一起来便投入呼吸练习。
>
> 史蒂夫·韦瑟福德（Steve Weatherford）
>
> 超级碗冠军、全美橄榄球联盟（NFL）退役球员、企业家、丈夫以及疼爱5个孩子的父亲

维姆·霍夫训练法激发了能量，而能量提升带来的另一大好处在于免疫力的提升。当人们突然生病或患有慢性疾病时，仅仅是维持身体功能正常运转就要消耗掉几乎所有的能量。因此无法创造出更多的三磷酸腺苷分子用于机体修复或重建身心的可塑性。这就是为什么我们必须将主动呼吸技术推荐给世界各地的护理机构——呼吸练习有助于提升病人修复自身的能力，加速修复过程，比起用药这会让他们感觉更好。有氧呼吸天然、安全又有效。当心灵和呼吸合一时，你就能创造出更多的能量用于修复，而这反过来又会让你感觉更好，就是这么简单。

当然，我们依然需要通过科学来研究这一切，这一方法能够被人们广泛接纳也还需要时间，这也是我决定创作本书的原因之一，很感谢出版商能给予我发声的机会。

来自维也纳的维尔弗里德·埃尔曼（Wilfried Ehrmann）

是一位心理治疗师和呼吸治疗师,他也是《呼吸治疗手册》(*Manual of Breath Therapy*)一书的作者。在 2015 年的一篇文章中,他这样写道:"呼吸得越充分,就会生成越多的三磷酸腺苷,同时乳酸分泌减少。加深呼吸还能够呼出更多的二氧化碳,使得血液的 pH 值偏向碱性,这又会进一步促进有氧呼吸作用。"[4]

更多的有氧呼吸作用会让能量增加。此时,心灵将再次显现其神奇之处。之前我曾经提到过,我们可以依靠心灵的力量来抵御内毒素带来的应激。在经历了无数次冷暴露后,大脑中的相关神经通路已经逐渐成形、完善。在拉德堡德大学接受测试前,我甚至没有意识到这一点。现在,科学为我的方法提供了佐证。心灵和呼吸可以提升我们的能量水平,其程度超乎想象。

维姆·霍夫训练法:增强耐力的强力呼吸练习

以下是为了提升竞技状态而对基础呼吸练习进行调整后的练习方法。通过练习可以延迟肌肉组织进入缺氧状态的时间,推迟乳酸阈值的出现,避免人体疲劳和运动表现不佳。这项呼吸练习还会激发人体释放肾上腺素和葡萄糖，让身体迅速吸收，从而取得更好的运动成绩。

在开始某项耐力运动，譬如长跑或骑自行车之前，可以完成3～4轮强力呼吸练习。具体步骤如下：

1. 深吸一口气，自然放松呼气，如此重复60次。
2. 最后一次呼吸时，充分吸气，然后屏住呼吸至少15秒（或者以自己感觉舒服为前提），通过收紧盆底肌，让压迫感沿着脊柱向上移动到头顶，产生整个身体挤压向头部的感觉。
3. 自然地放松呼气，再开始新一轮的练习。
4. 在每一轮练习中，以维姆·霍夫训练法的正常呼吸节奏开始，随着呼吸次数的累加，逐渐增加呼吸的速度和强度。这是强力呼吸的关键。
5. 等待几分钟，让自己回归起点，再开始耐力运动。
6. 在耐力运动过程中，以超过自身需要的强度进行呼吸，保持对呼吸的专注度。

事实上，我们所拥有的能量可以应对一切事务，克服

第8章 维姆·霍夫训练法与行为表现

人生中遭遇的任何障碍和疾病。自然界让我们全副武装，三磷酸腺苷、有氧异化、线粒体过程和柠檬酸循环——都是人体能量的来源，并且产生的能量极为充足，远远超出人体所需。然而无论具体需求是什么，我给运动员的建议都是：呼吸量要超出自身所需。具体效果如何呢？这些运动员给我的反馈是："练习不到一周，当达到一直以来我自认为的极限时，竟然还有百分之十几甚至更多的能量可供使用。"这就是为什么我总是念叨"呼吸啊，浑蛋"的原因。只需要呼吸，你就会看到惊人的效果。

拉德堡德大学的研究首次证明，我们能够自主影响自身淋巴系统中的线粒体代谢进程。虽然科学家们已经研发出激光来测量这一进程，但对于如何影响这一进程，科学家们却一无所知。事实上，通过有意识的呼吸，我们可以加速代谢，提升能量水平，从而能够更快、更有效地清除体内的毒素和废物。循环的淋巴液使蛋白质和脂肪返回周身血液，除此之外，淋巴系统作为一种代谢废物管理系统，也在细胞层面发挥着作用。然而一直以来因为无法从生理层面进入该系统，人们无法激活线粒体代谢进程来生成更多的能量，排出储存在细胞中的垃圾。现在我们了解到，通过有意识的呼吸以及由此增强的有氧异化作用，我们就能达成上述目标。因此，除了提升竞技状态和机体恢复方面的好处以外，呼吸还有助于清理体内的有害物质。

来自荷兰的综合格斗超级明星，有着"毁灭者"之称的阿里斯泰·欧沃瑞姆（Alistair Overeem）便是受益于呼吸法的众多精英运动员之一。在全世界，同时拥有综合格斗（MMA）和K-1踢拳世界冠军头衔的格斗家仅两位，欧沃瑞姆就是其中之一。自1999年进入职业格斗以来，他一直活跃于格斗赛场。如今欧沃瑞姆已经40岁了，大多数格斗运动员到了这个年纪已经退役，而他的状态没有任何下滑的迹象。在我写这本书时，他依然是终极格斗冠军赛（UFC）排名第六的重量级选手。一直以来，他都坚信自己身体状况的改善要归功于维姆·霍夫训练法。[5]

2015年，欧沃瑞姆遇上了当时世界排名第一的UFC前重量级冠军朱尼尔·多斯·桑托斯（Junior dos Santos）。那年年初，他曾在每天训练开始之前都和我一起进行呼吸练习。眼下大战在即，他又通过这种方法来克服赛前的紧张情绪。呼吸练习帮助他保持镇定和专注于当下的比赛，

第8章　维姆·霍夫训练法与行为表现

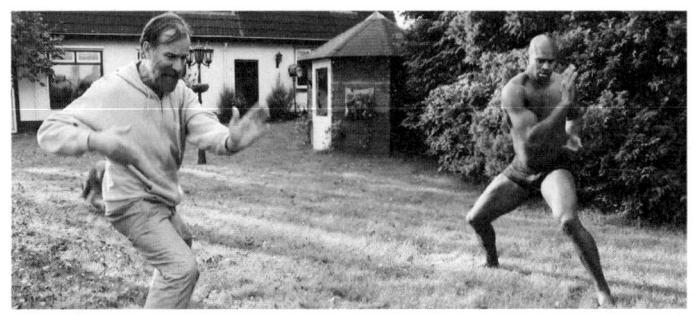

阿里斯泰·欧沃瑞姆将身体素质的改善归功于维姆·霍夫训练法

去对抗一位真正强大的对手——创造了17胜3负傲人战绩的拳击艺术家。比赛当晚，在佛罗里达州的奥兰多，踏入八角笼的欧沃瑞姆成竹在胸。最终他在第2回合结束时，以技术性击倒（T.K.O.）的方式打败了多斯·桑托斯。虽然高强度的重量级职业比赛极其消耗体力，但赛后欧沃瑞姆却表示并没有感到疲惫，可见呼吸训练让他的心肺功能有了明显的改善。

然而，有氧能力的提升并不是维姆·霍夫训练法给运动员们带来的唯一好处，训练法还能帮助他们迅速恢复。无论是有氧运动、负重训练还是欧沃瑞姆参加的职业格斗比赛，每次运动后，运动员的身体都需要时间来恢复。肌肉组织遭到破坏，储存的能量在运动中耗尽，他们的身体需要休息。练习维姆·霍夫训练法的运动员曾报告说，在练习后，他们拥有了更优质的睡眠，炎症缓解，恢复时间缩短。一项研究还发现，呼吸可以激活乳酸循环，经由丙酮酸回收乳酸，使之变成新的葡萄糖[6]，由此机体获得了更多的能量！所以呼吸法能让训练更为有效，也难怪阿里斯泰·欧沃瑞姆相信这一方法甚至能"改变世界"。

当然，并不是只有精英运动员才能从中获益。如果患有多发性硬化症、风湿性关节炎和癌症等疾病的普通人能够在维姆·霍夫训练法的帮助下，登上乞力马扎罗山的山顶，那么面对广泛的休闲慢跑者、业余足球运动员和街头篮球选手，训练法又能带来怎样的价值？以跑步为例，如果目标是在 9 分钟内跑完 1 英里（约合 1.6 千米）——五十多岁男性的中等体能标准——那么有氧能力的增强必定有助于达到上述目标。[7] 这同样适用于业余足球运动员和街头篮球选手。健康的心血管可以让你满场飞奔而不感到疲惫，而摄氧量的增加虽然不会让你突然变为莱昂内尔·梅西（Lionel Messi）或勒布朗·詹姆斯（LeBron James），但你的耐力会有明显改善，你会开始享受比赛。

剧烈运动后的疼痛感和疲劳感也会大幅度减少，享受运动的感觉会更加强烈。

维姆·霍夫训练法实验 #3

维姆·霍夫训练法能提升运动表现吗？

为了展示这项技术能带来的效果，我们以俯卧撑为例。首先，将能做到的最大数量的俯卧撑作为基线标准。（大多数人通常只能做10到20个俯卧撑，之后便会迅速疲劳。）然后，完成一组基础呼吸练习，充分呼气，在呼气后、吸气前的闭气阶段，再次尝试做俯卧撑。如果感觉能够承受，可以同时吸气。或许你会惊讶地发现，自己能完成的俯卧撑数量竟然是此前设定数值的数倍之多。

梅米特·奥兹（Mehmet Oz）博士并非精英运动员，这位现年60岁的热门脱口秀节目主持人转行自外科医生，他的身体颇为硬朗。为了宣传以维姆·霍夫训练法为主题的新书，记者斯科特·卡尼曾参加过奥兹主持的节目。在那次节目上，卡尼带领这位主持人以及两位观众体验了呼吸训练。其间,奥兹的表现不仅惊艳了观众,甚至连他自己都不敢相信:他一口气做了将近40个俯卧撑。

"这太出人意料了。"奥兹在电视直播中说,"我甚至感觉不累,可以一直做下去。通常我做不了这么多的俯卧撑,但这次能做的数量比正常情况下多很多,而且心率也没有上升。呼吸训练简直太有效了。"[8]

奥兹并非运动员,也是首次体验维姆·霍夫呼吸训练。他在只做完一轮呼吸练习后便能轻松完成40个俯卧撑,如果一直坚持训练,简直难以想象在多次练习后能完成怎样的壮举。俯卧撑只是开始,不要受限于想象力,一切皆有可能!

我今年已经61岁了,但仍然感觉自己非常年轻。我现在的健康状况相当于年龄只有我一半的人。所以总谈年龄又有什么意义呢?我感觉年轻,是因为我**本来**就很年轻。精神和灵魂是永恒的,它们存在于时间之外。现在的我依然坚持每天冰浴,这让我对于自身在宇宙以及自然中所处的位置有了更深刻的认知,对此我心怀感激。最近我也在尝试肌肉训练,冰浴恰好帮了大忙。我想尝试通过肌肉训练进一步调节体内生化系统的酸碱度,从而更加深入内心,达到一种消除肌肉酸痛的生理状态,让心灵主导的神经系统对自身机能产生直接影响。

例如,我会经常借助阻力带做伸展运动来锻炼身体,将带子绕在门上,再用力下拉。之前做 50 次后我就会感到疲惫,现在我一口气做 160 次也没有太大感觉。无论如何,这并不是锻炼的重点。我希望通过心灵和呼吸的作用,影响肌肉组织的酸碱度,提升自身的乳酸阈值,拓展肌肉的能量。不是只有大肌肉块才能产生能量,有时恰恰相反。自行车手和长跑运动员等耐力型选手的体形就是最好的例证,他们的肌肉瘦长,却拥有巨大的能量。在激烈运动过程中,乳酸在我们的肌肉中堆积,引发疲劳和疼痛,最终导致表现不佳。精英运动员的乳酸阈值比普通人要高,而维姆·霍夫训练法也可以帮助你达到类似效果,这与遗传基因是否优秀无关。

> **关于性表现**
>
> 维姆·霍夫训练法可以提升的表现不仅体现在竞技场上。健康项目狮子林的创始人耶勒·施滕贝克(Jelle Steenbeek)是一位维姆·霍夫训练法教练。他发现与自己

的伴侣一起练习维姆·霍夫呼吸法，可以强化彼此之间的性体验。

自从成为维姆·霍夫训练法的指导教练以来，我一直尝试用它来提升日常生活的各个层面。其中我最喜欢的是利用呼吸法来提升性体验。我发现它带来的心灵状态、细胞内产生的能量，以及蜥蜴脑中被激活的原始力量都会让体验与众不同。

练习维姆·霍夫训练法的好处还体现在，每个呼吸周期中，闭气阶段的"挤压"动作有助于锻炼会阴部肌肉。这是最为关键的肌肉群之一，对于男性和女性来说都是如此。

此外，更为深刻的感受也意味着对于身体的控制更加自如。

耶勒·施滕贝克

荷兰，比利时公园

饮食对于日常表现也具有一定的影响力，尽管不是全部。前不久，在波兰训练营举办的一场静修活动中，有学

第8章 维姆·霍夫训练法与行为表现

员问我:"我发现你偶尔会喝酒?"我回答:"我不是清教徒,我喜欢啤酒,但不会喝太多,适量即可。"我并不想成为所谓的"道德榜样",我只希望成为自己内心的主宰。人生只有一次,我们也要尽情享受生活。剥夺偶尔喝杯啤酒这类简单的快乐,或许会让人的短期表现得到提升,但却会让灵魂失去了滋养。

我回答那位质疑者:"我想创造新的世界纪录:在没有任何训练或提前准备的情况下,赤脚在雪地上扎马步3个小时。我可以教你控制体内的酸性物质,保持适中的酸碱度。但在此之前,请允许我喝杯啤酒。"

我不知道你们有没有听说过马步,它是重要的武术步法,但相当难坚持。普通人扎上几分钟都很困难,更不用说3个小时了。乳酸会迅速在股四头肌中累积,疲劳感和酸痛便会随之出现。3个小时的马步需要的不仅仅是忍耐疼痛的能力,还包括对肌肉内部生物化学进程的控制力。这才是真正优异的表现。我们的肌肉正在艰苦地工作着,而我们要做的是帮助它解毒。

运用呼吸和心灵的力量,我成功地刷新了扎马步的纪录。[9]于是我又提议:"我想再喝一杯啤酒。"

维姆·霍夫训练法实验 #4

你能扎多长时间的马步？

扎马步之前，站直，将双脚分开，宽度大约是肩宽的1.5倍。确保双脚脚尖向前，脊柱挺直，整个人的姿态保持挺拔。然后，弯曲膝盖呈蹲姿，放低上半身，就像骑在马背上一样。让膝盖与脚趾的方向保持在一条直线上，双手握拳，紧贴髋部。

扎马步时深呼吸非常有用，它可以减少乳酸累积，让人不容易感觉到疲劳和状态不佳。首先，有规律地呼吸，看看自己能坚持多久；再次尝试时，采用均匀的深呼吸，对比两次有什么不同。我个人比较喜欢增加手臂的动作以及发出声音：将右手沿着身体推向左侧，再换成左手推向右侧，一边呼吸一边发出"呼-哈"的声音。在静修活动中，我们经常在冷水浴后以这种锻炼方式来恢复体温。有了团队的能量，扎半个小时的马步常常是轻而易举的事情。

第8章 维姆·霍夫训练法与行为表现

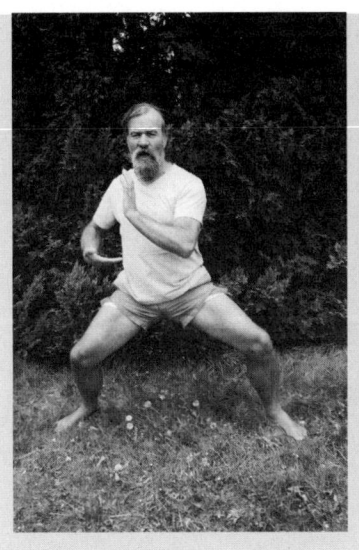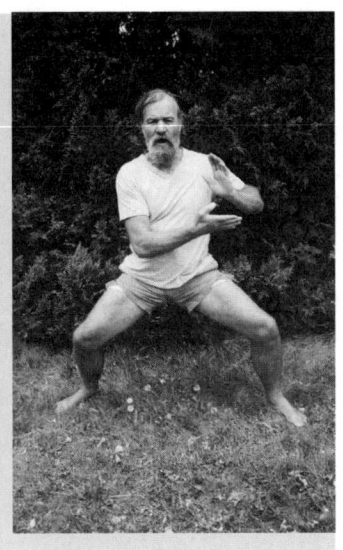

你需要聚集全部能量来实现自己的目标,而优异的表现正是源自这种感觉。为此,你需要保持充足的睡眠,减少压力,选择适合自己的食物,同时也需要正确的呼吸方式,让身体处于正确的生物化学进程中。你需要为身体提供合适的恢复工具,否则很容易置身于危险之中。

于我而言,表现即为生活本身。如果过得舒心,感觉良好,追随发自内心的激情,没有谁能阻碍你活得精彩。如果你缺乏激情,做事不用心,也不投入感情,那只能说是在靠肾上腺素硬撑，最终将力竭而亡。只有能够处理好自身的压力，才能拥有全情投入的表现。处于竞争状态时，呼吸能让你与内在联系起来，而压力和劳累则会让你处于断线状态。坚持每天用这种方式来荡涤内心，这关乎情感、联结内心、竞争的意愿、快乐以及由此而产生的松弛感。心灵才是这一切的目标，它必须永远放在第一位。这比你的人生经历还要更深刻。何为真正的成功？记住，要从心而活。

―第9章―

真理相伴

我们仿佛是新时代的角斗士。每一代人面临的问题不尽相同，每一代人也都有属于自己的生活。我的想法并不激进，也不是奇才，但我有一种强烈的信念，即世界可以被改变。在每天的现实生活中，我都在目睹训练法所具有的神奇力量。随着每一次实验的完成，每一篇论文的发表，我们都在改写教科书，努力超越科学的已知极限。

科学在不断进化，知识处于发展之中，**我们**同样也发生着变化。但所有这一切都是表象，寒冷和呼吸不会变化。人类自诞生之初就一直与寒冷抗争，西藏僧侣练习呼吸吐纳技巧的历史已有上千年。一个人每天呼吸的次数多达 23000 次，而你对此毫无察觉。不过当你带着意图去呼吸时，某种进化的本能就会被点燃，不论是有意识还是无意识，这一结果都会强化呼吸的体验。

拉德堡德大学的实验取得成功后，人们开始对我们做的事有了一点兴趣，渐渐地也有了一些介绍我的电视节目和文章。不过有些人只是好奇，或者视我为基因异常。在相关研究成果发表后，相信我们的人也越来越多了。当你在挑战事物的既有秩序时，总有一些愤世嫉俗者和怀疑论者会跳出来攻击你。出于恐惧，他们嘲笑不能理解的事物。对此我并不在意，逐渐参与了更多的研究。

2009 年，在荷兰马斯特里赫特大学核医学系沃特·范马尔肯·李赫腾贝尔特（Wouter van Marken Lichtenbelt）博士及其团队的监督之下，经由实验证明，即便当时的我已经 52 岁了，但体内棕色脂肪组织的含量依然与青少年不相上下——此前科学家们普遍认为，棕色脂肪在成年人的体内已不复存在。[1] 不仅如此，我从棕色脂肪中获得的代谢能量也是其他年轻实验对象的 4.5 倍。

幼年时期人体内的棕色脂肪在体温调节和产生热量方面发挥着关键作用，当小婴儿感觉寒冷时，这些脂肪便可以产生热量，因为婴儿不能像成人一样通过走动来产热。棕色脂肪无法储存能量，却可以产生能量。随着年龄的增长,人体内的棕色脂肪含量会急剧减少,部分原因在于我们总是穿着衣服,居住恒温的安全空间里。就像肌肉不使用会萎缩一样,棕色脂肪也是如此。当身体缺乏寒冷刺激时,棕色脂肪就会减少。这就是为什么人们认为老年人的体内几乎没有棕色脂肪。

不过,现在你肯定意识到,与大多数同龄人不同,我一直在接触寒冷环境,定期刺激自己的身体,因此体内的棕色脂肪水平与青少年相当。除此以外,我的身体利用棕色脂肪来产热的方式也很有趣。研究人员通过实验发现在冷暴露期间,尽管24名受试对象中有23人的棕色脂肪出现了活跃迹象,但我是唯一一个通过棕色脂肪产生了足够热量的人,在整个冷暴露期间都可以维持核心体温而不发抖。

马斯特里赫特大学的教授们认为他们终于揭开了"冰人"的秘密,他们在《新英格兰医学杂志》(New England Journal of Medicine)上发表了相关研究成果。虽然棕色脂肪产热对于我的抗寒能力起到了一定的作用,但它并不能说明问题的全部。正如后来在韦恩州立大学实验中所演示的那样,我还能够通过肋间肌产热,可以借助心灵的力量而非单纯的呼吸训练产生热量。范马尔肯·李赫腾贝尔特教授认为,肌肉收缩可能发挥了某种作用,但意念的效果依然是一片未知领域。[2]

研究人员无法完全解释这一切,几年后,他们又找到了我的孪生哥哥安德烈进行了一项对比研究。[3]他们希望明确我们是否属于基因异常,即这些能力并非是训练的结果。安德烈是一名职业卡车司机,与我相比,久坐不动已经成为他的职业习惯。尽管安德烈知道训练法的存在,但他并没有练习,也没有尝试过冰浴或呼吸技巧。不过在工作之余他相当活跃,也喜欢去公开水域游泳,这或许是研究团队在他身上能检测到相当多棕色脂肪的原因。从遗传学和生物学的角度来看,我和安德烈是一模一样的。我们本质上就是彼此的基因拷贝,不存在任何显著的表型差异。

让来自马斯特里赫特大学的研究人员感到震惊的是,他们的发现就只有这么多了。在公开科学期刊《公共科学图书馆·综合》(*PLOS One*)上他们写道:"两位受试对象之间不存在明显的差异。"[4]在经过测试后,科学家们发现我和安德烈在体质上一模一样,然而安德烈却做不到我能做到的事情,因此高强度训练以及耐寒适应就成了唯一合

第9章 真理相伴

乎逻辑的答案。经过数十年如一日的寒冷训练,我的神经系统已经改变。这就是心灵之力的强大之处。

大自然会告诉我们,不要受限于知识,要**成为**知识。并不是只要有棕色脂肪就可以抵御寒冷,我们需要**心灵**的参与。发展出适应现实的新的神经通路,才是心灵之力的真正作用。这便是训练法三大核心的表达——以寒冷为镜,以呼吸为引导,以心态为创造者。

❄

我们也参与了澳大利亚皇家墨尔本理工大学的一项研究,研究中对于3000多名受试者进行了问卷调查。其中有100多人认为维姆·霍夫训练法帮助他们缓解或消除了关节炎的症状;有50人认为,维姆·霍夫训练法缓解了癌症的症状;也有很多人感觉身体上的慢性疼痛得到了舒缓。

> ### 关于慢性疼痛
>
> 一次人工髋关节置换术中的医疗失误彻底改变了我的人生。补救手术并没有改善我的状况,慢性疼痛和行动不

便让我度日如年。后来,有人向我推荐了维姆·霍夫训练法,让我的生活完全改观。尽管疼痛和不便依然存在,但训练给我带来了新的感悟和技能,提高了我的生活质量。

疼痛是一种复杂的生理现象,它会对生活产生渗透性的恶劣影响。每天持续的疼痛往往会导致人们陷入抑郁、孤独和药物依赖的恶性循环。不仅如此,它也会对患者的工作和人际关系产生不良影响。在开始维姆·霍夫训练法后,我停止了药物止痛,尝试以一种更加自然的方式来调节疼痛。专注、呼吸和寒冷训练使我的体内能够自然生成含有吗啡的激素以及大麻素,降低了疼痛的感知。或许对我来说,疼痛在生命中不可避免,但现在我可以控制它带来的影响。

维贝·奥腾(Wiebe Otten)

荷兰,阿姆斯特尔芬

调节疼痛的呼吸练习

在通过维姆·霍夫训练法来调节疼痛时,你可以有意识地利用呼吸技巧，控制身体所感受到的疼痛。

1. 开始时，以舒适的姿势坐着或躺着。放松下来后，将注意力集中于疼痛的地方，进行 5 次平静的深呼吸。
2. 现在再做 20 次深呼吸。全神贯注，自然放松。呼吸时不要强迫自己。
3. 将最后一口气完全呼出，然后吸气，屏息 10 秒钟。
4. 在屏住呼吸的同时，将注意力集中于疼痛点上，将屏住的那口气"挤压"至疼痛点，同时绷紧疼痛部位周围的肌肉。
5. 呼吸放松，释放所有的紧张。

让痛苦的感觉成为某种信号，激励自己去倾听和适应。这个信号会告诉你这片身体区域的化学成分需要改变，或者正在改变。积极的思维或心态会影响你感知疼痛。练习的日的不是为了抑制疼痛信号，而是为了改变引发疼痛的体内化学成分。

如今，我参与了拉德堡德大学以及世界各地前沿科学机构的几十项研究，取得了诸多成果。除了证明人类能够有意识地影响自主神经、内分泌和免疫系统以外，也证实了维姆·霍夫训练法作为一种自然疗法，可用于辅助治疗各类疾患和紊乱失调。

你听说过强直性脊柱炎吗？这是一种听名字就很可怕的疾病。这种疾病会导致脊柱中的部分小骨头融合在一起[5]，严重损害患者肢体的灵活性，导致出现驼背。如果强直性脊柱炎影响到肋骨，还会导致患者深呼吸困难。在美国约有270万人受到这种疾病的困扰，并且每年的新增病例高达20万。强直性脊柱炎没有已知的治疗方案，病情相当痛苦。来自阿姆斯特丹大学附属学术医学中心的研究小组在多米尼克·贝滕（Dominique Baeten）博士的领导下，于2016年和2017年分别进行了一项临床试验。试验中有24名年龄在18至45岁之间的受试者报告称，经过为期30天沉浸式的维姆·霍夫训练法练习后，炎症和疼痛明显减少，总体的生活质量得到了改善。[6]实验非常成功，该医学中心现已将维姆·霍夫训练法作为辅助疗法，推荐给强直性脊柱炎患者。

第9章　真理相伴

马蒂亚斯·维特福斯（Matthias Wittfoth）博士是一位德国的神经科学家，自称为"压力黑客"，他现在也是一名通过三级认证的维姆·霍夫训练法教练。2018年，维特福斯博士参加了在不来梅举办的"空谈无益"（Talking Is Not Enough）系列研讨会。这场年度会议让来自世界各地的神经科学家齐聚一堂，探讨在标准认知疗法之外，如何为抑郁症和其他有心理症状的患者提供缓解病情的方法。

与会研究者们感兴趣的是，或许维姆·霍夫训练法可以提高情绪障碍者大脑中的神经活动水平。受试对象的脑扫描结果确凿地支持了上述结论——在进行呼吸练习时，受试者的大脑像迪斯科球一样亮了起来，血流四处奔涌。正如我们先前所讨论的，呼吸训练可以让血液重新流向大脑，由此提升可以预防或改善精神障碍的神经活动。虽然正式研究必不可少，我们仍然需要进一步了解大脑的复杂之处，但上述成果依然鼓舞人心。如果真的能够在没有药物干预的情况下治疗抑郁症，我们就能更新当前的全球精神卫生保健方法。

❄

当然，各项研究都在不断进步和发展。我对未来充满了希望。就在你阅读本书时，很可能又出现了更多关于训练法的科学研究结果。

新西兰怀卡托大学健康学院的斯泰西·希姆斯（Stacy Sims）博士和马丁·比文（Martyn Beaven）博士曾开展过一项研究（后因缺乏资金搁置），想了解维姆·霍夫训练法对于治疗子宫内膜异位症的效果。子宫内膜异位症会给患者带来疼痛，其原因在于正常情况下生长于女性子宫内部的组织长到了子宫外。除了导致疼痛外，患有子宫内膜异位症的女性一般还会遭遇不孕难题。美国梅奥诊所（Mayo Clinic）的相关研究指出，在患有子宫内膜异位症的妇女群体中，大约有三分之一到一半的人难以受孕。[7]

我们应关注康复本身，还是医学和药物？这是我想问的。如果目标是康复，我们就应当行动。有一句老话："他们试图将我们埋葬，却不知道我们其实是种子。"我很欢迎任何质疑者，我也不害怕被批判。因为唯有批判才能将真理的钻石打磨得更加光彩照人。

—第 10 章—

冰人的生活日常

我有 6 个孩子。年纪较大的 4 个孩子是我和第一任妻子生的，埃纳姆 37 岁，伊莎贝尔 35 岁，劳拉 33 岁，迈克尔 32 岁。能和自己的孩子们一起工作，实属一大幸事！还记得他们还在上小学的时候，总希望我去接他们的时候能表现得正常一些，尽管常常事与愿违——我在冬天穿着 T 恤，还做倒立。其他孩子的家长总会指指点点，这让我的孩子们感觉很尴尬。但现在，一切都改变了。几个孩子也加入了我的事业，每天能看到几十乃至数百名学员的健康状况得到改善。

我们与其他 6 位同事共用一间办公室，整个小组大约有 10 个人。我不再是孤军奋战了，这让我感觉很幸运。我太习惯于被当成异类或神经病了。如今有这么多志同道合的人加入，多么幸福啊！

现在我还有一个不到 2 岁的孩子，小家伙无比可爱，天真淘气，他是我和伴侣艾琳的爱情结晶。看着他蹒跚学步，脸上露出神秘的可爱表情时，我的心简直快融化了。我的另外一个儿子，我们已经很长时间没有见面了。他现在已经 18 岁。与他母亲分手对我打击很大，有段时间我的情绪相当低落。虽然我仍然在努力尝试打破各项世界纪录，但这件事一度给我的心灵蒙上了巨大的阴影。现在，我终于释怀。我又找到了爱情，拥有了属于自己的小家，同时也有了一个更大的家——一个组建中的团队。我热爱生活中的点滴，它们如同蛋糕上的樱桃。感谢上天让我收获这么多美好的"樱桃"。生活并非总是一帆风顺，我深刻体会过痛苦，但我很幸福。

这个世界上从不缺少苦难，我们中的大多数人依然抱有这样的观点：生理或心理上的疾患是一种正常现象，甚至是不可避免的，对此我们无能为力。但我认为病痛和疾患并不是正常的，你**可以做点什么**。

我相信心灵的力量，我相信人应当按照自己的感受去生活。我们的直觉和本能已经被各种清规戒律压制得太久

第 10 章 冰人的生活日常

了。而新的科学证据表明，人体控制压力和炎症、情绪的能力可能远超想象。我们可以更有担当和责任感，识别什么对自己有利、什么不利，就像一台需要重置的电脑一样。

失去奥拉娅以后，我过了五年的单身生活。那五年间，我感觉既孤独又悲伤，但我还有 4 个孩子需要抚养。我没有时间沉浸于情绪。每天凌晨 4 点醒来，我会先做一小时的呼吸练习，净化自我，保持悲悯。如果你有 4 个孩子，那么陪在他们身边才是头等大事。训练法让我拥有了充沛

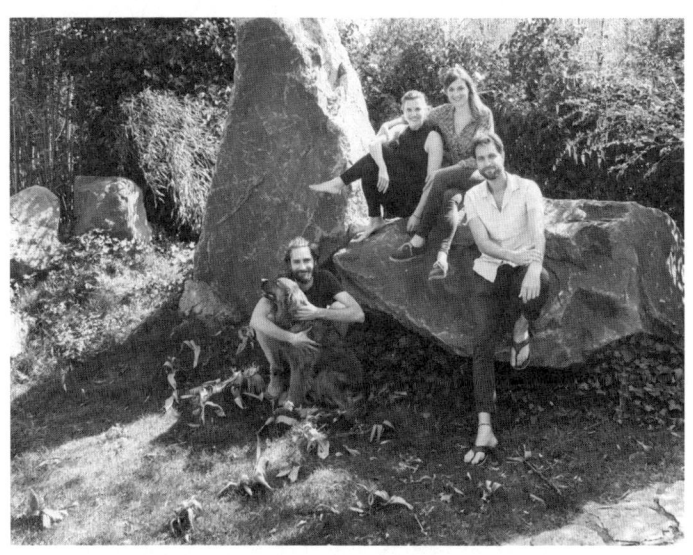

每天能和自己的 4 位子女一起工作，实属一大幸事（图中由左至右分别是埃纳姆、伊莎贝尔、劳拉和迈克尔）

的精力，每天早上都感觉焕然一新，准备好以轻松、愉快和开放的心态来迎接新的一天。呼吸法能训练你在生活中灵活变通的能力。

能够掌控自己的人才是真正自由的人。生活疯狂而美丽，充满了各种机遇，每天都需要努力争取。播客、纪录片、杂志专题……我都想去尝试。

获得内在的快乐源泉

人们总会问我如何看待大麻等药物上瘾的行为。对此我的回答是："大麻素"的确具有药物效果，但我们应当通过自身来生成这些物质。比起药物，我更喜欢呼吸和进入寒冷的环境。科学已经证明，我们可以主动激活人体的内源性大麻素系统。规律的呼吸训练和拥抱寒冷环境可以激活大脑最深处的内源性大麻素。我们依靠心智就能生产出世界上最好的镇痛药物。

早上起床后，我会先开始呼吸训练。这样做并不仅仅是因为它**有好处**，而是它**让我感觉良好**。这才是坚持练习的真正原因。稍作休息后我便开始冷水淋浴，如果条件允许，我会选择冰浴。我热爱冷水浴，每天坚持，甚至旅行途中也没有放弃。身处冷水之中让我有一种深沉的平静感，感觉自己充满能量。我的身体处于高强度刺激中，必须加倍工作来抵御寒冷。出水以后，我不会立刻进行温水浴或采取其他升温措施。我会做一些拉伸运动让身体运转起来，例如劈叉或平衡练习。尽管我今年已经60多岁了，但仍然可以仅靠一只手臂支撑整个身体的重量。我知道10年后，当我70多岁时，依然会努力想要打破各项纪录。

我们为生存和发展而生，我们会逃亡、战斗、寻找食物、抵御寒冷、控制情绪以及寻找配偶，直至死亡的那一天。寒冷、逃跑、战斗、食物和交配——我相信这五大要素便是人类的本性。我们不是整天盯着手中一方屏幕的空洞的人。我不想窝在沙发里，昏昏欲睡地看着足球比赛。

我希望感觉到我的身体，所以我会去练习劈叉，尝试单臂悬吊，甚至用一根手指来保持平衡——我保持着中指悬吊的世界纪录。2003年2月，我将自己挂在两个热气球之间的绳子上，上升至1400多米的高空。那天的天气非常寒冷，我赤裸着上身，手指和四肢都冻僵了。即便如此，我依然像个疯子一样，用一根中指在绳子上悬挂了 23.5 秒钟。当时有电视直播，如今在 YouTube 上仍然有这段视频。[1]能做到这样的疯狂之举，我感到自己的身体很神奇。就像在冰冷的水中一样，这让我感觉自己真正地活着。

这种感觉会让人上瘾，你会永远无法满足。仿佛重任在肩 —— 从不疲倦，一直保持警觉。无论春夏秋冬，或者沧海桑田。

维姆·霍夫训练法的规则：冰浴和冬泳

融入自然的寒冷环境中 —— 没有比这更令人兴奋的事了。冰浴是一种神奇的、展示自我的方式。不过想要在家中或野外与寒冷做伴，请务必遵循以下原则：

1. 首先，找一位一起体验的同伴。和朋友一起进行冰浴或冬泳不仅更安全，也更有趣。
2. 做好充分的准备，在进入冰水之前，先做 1～2 轮基础呼吸练习。无论是浴缸还是湖泊，可以想象一下自己将如何进入水中以及入水后的感觉。准备好"我一定能行"的心态。

3. 相信自己，进入水中，同时平静地深吸气，专注于自己的呼吸。拥抱寒冷，让寒冷将你带到自我的意识深处。切勿采取基础呼吸技巧，相反要进行深长的、有意识的呼气，使自己的呼吸进入一个稳定的、可控的节奏中。用鼻子深吸气，尝试自然放松。尝试在呼气时发出长长的"嗨"声。

4. 离开水面时，将注意力集中在呼吸和自我的感受上。通过扎马步练习来恢复体温，同时保持内在的专注力。（参见第166页）

寒冷是我们的知心密友，是内心的真实写照，也是我们的良师，但它同样可能充满危险。无论是在浴缸进行冰浴还是走入开放水域的冰水，都是一种极具刺激的体验。如果想尝试，请确保自己处于安全和理智的状态中。如果想获得在寒冷环境中安全暴露的全方位培训，可以登录网站wimhofmethod.com 或报名参加我们的课程或研讨会。

―第11章―

放下祖先的负担

我们每个人的遗传密码中都携带着来自祖先的负担。2018年,位于美国波士顿剑桥市的美国国家经济研究局(NBER)老龄化经济学项目组的3位研究成员,在《美国国家科学院院刊》上发表了一篇研究论文。论文中指出相比那些在美国内战期间未曾被囚禁过的士兵的子嗣,战俘们的子嗣遭遇意外死亡的可能性会高出许多,即便这些子嗣都是在战争结束以后出生的,并没有承受监禁的直接影响。[1]

十几年来,借助先进研究成果,我们已经了解人类DNA的微观形态。现在我们又发现了一种影响DNA的方法,即所谓的毒物兴奋效应(hormesis),或称作毒物应激(hormetic stress),指这样一种现象:在较大剂量下会产生毒害作用的某类物质或环境介质，在低水平时反而会对生物体带来有益影响。细胞适应了应激源，它们的存在反而对细胞的状态和功能产生了积极的影响。[2] 这便是我们可以借助意识做到的事情，即通过特定意图来影响体内的原始细胞。

皮埃尔·卡佩尔（Pierre Capel）博士是荷兰乌特勒支大学实验免疫学专业的荣誉教授，他针对 DNA、细胞结构以及 DNA 与疾病关系的研究，大大促进了我们对身体如何适应环境应激源的科学理解。在分析了我们在拉德堡德大学的实验结果后，卡佩尔博士肯定了我的结论，即我们首次证实了人类可以对自主神经系统、细胞、DNA 和基因表达有意识地产生影响。基因表达是指 DNA 中的遗传指令转化为功能性产物（例如蛋白质）的过程。此前科学家们一直认为，这一过程具有无意识的特点，但一旦尝试对自主神经系统施加影响（正如我们在拉德堡德大学和韦恩州立大学所演示的），一连串的化学过程就会出乎意料地带来截然不同的正向基因表达。实验证实，抑制有害毒素引发的负面反应以及控制免疫系统是完全有可能做到的事情。我们也有可能主动激活在其他情况下无法影响的转录因子

第11章 放下祖先的负担

（可将DNA转录为RNA）和蛋白质，来影响我们的基因表达。如果这一发现得到证实，意味着我们拥有了正向引导转录因子的能力，会带来成百上千种潜在的基因表达方式。

如果我们能够有意识地影响基因表达，那么或许可以潜在地影响DNA传递给我们的祖先的基因表达。在疾病预防（譬如遗传标记）和疾病治疗方面，这种影响具有很高的应用价值。当然，我们还需要展开更多的研究，但如果我们能够改变前几代人DNA的转录结果，那么或许就可以改变自身的遗传命运。

在荷兰有句古老的格言，大概意思是："我祝福你过去的七代人和未来的七代人"。美国也有所谓的"七世代法则（Seventh Generation Principle）"，它源于美洲原住民的哲学，即我们现在所做的决定，会对未来七代人的世界产生可持续的影响。[3] 现在我们不仅能够通过相关技术分析自身的DNA，还可以上溯十一代人，追踪DNA的显现之旅。[4] 科学家们正在以各种有趣的方式来应用这项技术，它影响了从人类学到经济学等各个领域，但在我看来最有趣的地方莫过于它为我们理解遗传学提供了启示。我们有可能应用这项技术来尝试理解储存在我们基因中的"负面元素"，活出全新的自我。

我们要传递给后代的是祖辈的恩赐,而非负累。通过接纳"负面",我们也可以将先辈从他们继承的各种痛苦、创伤或疾病中解放出来,给予他们祝福。我们常常陷于西方殖民式思维,排斥与自然和谐共处的原住民祖先,视其为愚蠢的原始之辈。出于错误的优越感,我们夺走了他们的土地,试图压制他们的精神。是时候与大地重新建立联系,恢复原初的本我了。这是**祖先的恩赐**。

我坚信,细胞回归至 37.7 亿年前的原初状态是完全有可能的。原初细胞曾经呈现一派欣欣向荣的景象,它们现在依然存在于你、我以及所有生物体内。恐龙的能量,所有已灭绝的动物的能量并没有从这个世界上消失,它们只是改变了存在的形式。这些细胞构件依然存在于我们体内,我们也可以在 37.7 亿年后恢复至原初状态。虽然这一切几乎不可想象,但通过显微镜,我们可以看到原初细胞被分子生物学家称作"分子伴侣"(chaperones)的蛋白质保护着。科学家们认为这些细胞需要保护,是因为它们诞生于强酸性的高温水环境中。保护性蛋白质使得细胞能够承受这样的极端条件。如今我们生活在恒温的舒适"泡泡"中，我们的细胞不再受到冷、热或压力的刺激。当然，在"泡泡"之外，这些危险仍然存在，但因为很少与它们打交道，负责保护细胞的伴侣蛋白便不再像以前那样发挥作用。

同时我也相信，在维姆·霍夫训练法的帮助下，我们可以找到修复这些蛋白质功能的方法，恢复细胞的原始状态，扭转不良遗传所带来的影响，使我们的身体、思想和灵魂从几代人的非自然调节中解放出来——这些非自然调节行为导致我们陷入疾病、抑郁以及与自然相冲突的状态。

数个世纪的殖民、剥削、污染和麻木不仁对人类的集体意识造成了伤害，要获得真正的幸福和健康，我们需要与自然和谐相处。

❄

40多年来，卡佩尔教授一直走在DNA研究的前沿。作为该研究领域的权威，他在自己的新书《情绪DNA》（*The Emotional DNA*）中，试图将奇妙的情感世界与分子生物学相结合，解释情感如何影响健康，以及我们如何才能有意识地影响情感。[5] 卡佩尔博士认为，情感本不存在，它们只是显现出来的。我们的 DNA 或许就记载着过去几代人的情绪，因为我们继承着祖先的基因。有时候，这些过往的情绪会敲击着我们的意识之门，似乎在发问："你能给予我们自由吗？"原住民们深谙于此，他们知道古老的灵魂便是以这种方式，通过我们的情绪来与我们沟通。

米歇尔·萨冬（Michel Sardon）便是最好的例证之一。我们是在波兰训练营举办的冬季静修活动上结识的。米歇尔是个相貌英俊的高个儿男士，平时既做木匠，也做木工课教师，他和已故的母亲之间有着很深的感情羁绊。虽然米歇尔长得高大强壮，但在情感上却异常压抑。经过几天的训练以后，他要跟我们的团队一起去攀登斯涅日卡山。这俨然已经成了训练营的一项传统。在这座波兰和捷克边界的高山之巅，我们遭遇了狂风。风势之大，让米歇尔有些招架不住。虽然他强壮且拥有很强的自我控制能力，但还是被狂风吹垮了。这种风就像鞭子一样，它会将你抽得屁滚尿流，而米歇尔经历的正是这样的狂风。他无法控制地浑身颤抖，无奈之下我只能将他带到边境线上一处老旧的边防管制所，足足抱着他半个小时，才让他缓过劲来。

最后当我们下撤到山脚时，他告诉我："一路上我都在和妈妈说话。"

米歇尔生性豁达乐观。那天的晚些时候，我们一起踢了会儿足球。但他在山上经历的、在情感和自然力量中迷失的那一刻，不仅是难忘的人生体验，也是他与母亲之间的情感联系，还关乎他继承了遗传密码的先祖们。和许多人一样，他受到制约的心灵无法深入找到抗衡的力量，这就是为什么这样的经历会使他陷入不知所措的情感境地。总体而言，我们已经丧失了在情感和精神层面和谐融入当下此时此地的固有能力。生活的目的是什么呢？也许不仅是为了个体的自我实现，也肩负着解放祖先精神的重任，他们被锁在我们遗传密码的"保险箱"中。但只要还存活在世上，我们就能够找到这个保险箱，并破译出密码。

我们应该如何看待情绪对健康和生活的影响呢？情绪问题有时候难以理解。参与我们静修活动的学员经常报告，在进行集体呼吸训练时，他们的眼前经常会浮现出一些面孔，虽然无法辨识，却感觉与对方之间存在着深刻的联系。这些神秘幻象栩栩如生，轮廓鲜明。在我看来，这就是我们的情绪和身体状况的显化。当你更为深入地探寻自我时，这些加密的深层遗传表达便在我们的意识层面重获新生，当它们浮现时，释放它，你会感觉好很多，因为你放下了这份祖先的遗传重担。拼出密码组合，打开保险箱，释放出被锁在DNA中的一代又一代人的灵魂，这简直太不可思议了。

米歇尔的经历非常典型，但只是例证之一。前不久在巴塞罗那，一堂集体呼吸训练课程结束后，一个男人啜泣着走到了我跟前，告诉我："你帮助我找到了自己的灵魂。"他们都是心地善良的人，如果有人对你说出这样的话，你会作何感想？这些人流着泪来找我，他们在情感上饱受压抑。呼吸让他们打开心扉，走进自己的内心深处，臣服于情感，像婴儿一样哭泣。而我能做的只是拥抱他们并且安慰："坚强起来，继续尝试，还有更多的灵魂被禁锢在你的内心，你可以给予它们自由。现在你终于知道要怎么做了。"

这是一个激动人心的时刻。通过新技术，研究人员不仅对于如何影响DNA序列有了更为深刻的认识，也能更好地理解如何利用表观遗传学使基因组功能发生相关变化，后者不涉及改变DNA序列，只关乎基因的表达。

第11章 放下祖先的负担

这项研究正是加州大学旧金山分校衰老、代谢和情感中心主任——艾丽莎·伊帕尔（Elissa Epel）博士的工作重心。2017年，她与诺贝尔奖获得者，也是前同事伊丽莎白·布莱克本（Elizabeth Blackburn）博士合作撰写了《端粒》（The Telomere Effect）一书，这本书曾荣登《纽约时报》（The New York Times）畅销书榜单。眼下，伊帕尔博士领导的团队在约翰·布里克心理健康基金会的资助下，正在开展一项为期两年的"黄金标准"研究，其目的是为了确定机体在细胞水平上对毒物应激的反应，这一应答过程与抑郁症和心理健康密切相关。

在这项研究中，埃佩尔需要监控3组对象：一个什么也不做的对照组、一个采取高强度间歇性训练（HIIT）的实验组，以及一个运用维姆·霍夫训练法的实验组。能让伊帕尔博士这样的研究者亲自来验证维姆·霍夫训练法的功效，自然是一种莫大的荣誉。呼吸训练对那些患有抑郁症或其他心理健康问题的人具有效果，这一点我们非常清楚。

关于双相情感障碍

尽管在衣食无忧且充满爱意的家庭环境中长大,我的内心却从未感受过自信或安全。我总是满怀恐惧,难以适应生活中的各种变化。无论从学业还是校园社交的角度而言,我的求学之路都异常坎坷。后来踏上社会,各种工作都干不长久,我一直觉得——别人也总是这样告诉我——这是因为我不够勤快,脾气也不好。面对这种现实,我抗争了许多年,却从未成功地融入日常生活或现代社会。

在 42 岁那年,我感到人生之路走到了尽头。我看不到冲出黑暗的希望。我已经与双相情感障碍抗争了 30 多年,生活真的异常艰难。所以,当我遇到维姆时,几乎要号啕大哭。在 30 年后,我终于找到了修复自我的工具。维姆让我看到了黑暗中的一丝光亮,我抓住了它,仿佛是唯一的生命依靠。

通过将维姆·霍夫训练法运用到生活中,我能够从孤立、抑郁、痛苦和恐惧的情绪中挣脱出来。呼吸练习和寒

第11章 放下祖先的负担

冷暴露,让我能够在抑郁和躁狂之间创造属于自己的空间。这处空间让我可以慢慢地寻找自我。外部的刺激和消极因素不再抓着我不放,因为我更能控制自己的情绪了。就这样,在与医生的配合之下,我逐步放弃了几乎所有为治疗精神障碍而长期服用的药物。如今,我在学习如何保持更加开放和自主的心态,成为自己生命的疗愈者。

对于我个人来说,维姆·霍夫训练法是回归真我的最纯粹的方式。通过练习,我由内而外地变得强大起来,我不再过分看重他人的想法,而是更多地信任自己。

安德里亚斯·古斯塔夫松(Andreas Gustafsson)

瑞典,斯德哥尔摩

为什么训练法对消弭祖先的创伤如此有效呢?正如我们在本章前文中讨论的,炎症会影响转录因子,而转录因子则直接关系到DNA中的基因表达。通过训练,不仅可以抑制炎症,还能够激活保护细胞的伴侣蛋白,确保不会产生不受欢迎的基因表达。由此,影响人类寿命和生存质量的端粒酶和端粒(保护染色体末端完整性的蛋白质)就足以维持细胞的活力。也就是说，我们能够对自身的健康跨度（即保持健康、活跃和无疾病状态的年限）以及基因表达质量施加影响，启动一连串反应，在细胞层面上主动保持自身的健康。

如果我们能够影响自身的基因表达，消除对上几代人产生负面作用的不良遗传结果，就可以像心理治疗师帮助一个人看到创伤一样，看到这些结果。正如伊帕尔博士认为，情感与我们的 DNA 绑定在一起，具有可继承性。我们无法解决当下的情感创伤，只有通过创造距离，才能够解决情感继承问题。一旦从创伤的直接影响中抽身出来，并在一定的距离之外来审视它，我们就会渐渐明白，不需要为所遭受的虐待、无法忘怀的深刻创伤负任何责任。唯有如此，才能够获得治愈。

同样，在检查和分析前若干代人的基因表达时，我们可以分析 DNA 的物理结构，某种程度上从当下的遗传创伤状态中解放出来。与心理治疗一样，距离是问题的关键。我们不能沉浸于创伤或加剧创伤，只能从一个不带任何情感因素的有利视角来释放它。让创伤成为过去，因此才不会表现为焦虑。如果能够在细胞水平上让基因复原至 37.7

亿年前的原初状态，即回到环境和生物因素以疾病、抑郁或其他异常形态定格于 DNA 之前，就可以让自己和子孙后辈放下这一负累。

❄

我们不妨思考得更为深入一些。第一次进入冷水会导致我们的身体系统进入休克状态，身体会以某种极端方式做出反应，从而激活生存本能，即逃跑、战斗、食物、寒冷和交配的反应，因为它会试图保护自己免受这种恶劣环境的刺激。但是，一旦身心协同工作，开始适应这种新的极端环境，就会减弱寒冷的影响程度。如果定期进入冷水环境中，我们的血管系统就会因此逐渐发生变化，这意味着会有更多的血液流进大脑的更深处，进入中脑导水管周围灰质半球，将起初与休克相关的疼痛感转化为愉悦的感觉。

我们能够以类似的方式求生以及摆脱创伤性的基因表达。创伤如同冷水一般，超出了我们的控制。我们感受它，生存机制被激活，于是我们便将其封存起来，稍后再做处理；或者，我们不做处理，让创伤一直处于封存状态。这些创伤或许也曾让我们的父母、祖父母或曾祖父母感到无法应对，但它们却通过基因传递了下来。现在，我们终于能够从基因中清除这些创伤并重获新生，解放子孙后辈。而他们的自由也相当于我们灵魂的通路。灵魂取决于我们自身，如果你能够进入大脑的最深处，你就会与之建立联系。你会意识到这种联系，因为这感觉千真万确。创伤不会对灵魂产生任何影响。

调节情绪的呼吸练习

这项练习会运用神经刺激性大脑控制法，来帮助缓解抑郁症或其他情绪问题。加强大脑供氧可以提升人的幸福感。我们在功能性磁共振成像（fMRI）中可以看到，当受试者进行呼吸练习时，整个大脑似乎都在"跳舞"。你可以在任何时候做这项练习，但如果你感到沮丧、喜怒无常或陷入抑郁，练习的效果可能更为明显。不要强迫自己，要用心去感受。

1. 在一个安全、舒服的地方坐下或躺着。

2. 感受并尝试放松身体的每个部分。观察自己感受到的、见到的和听到的，不做任何判断。让自己活在当下。

3. 进行20次深呼吸。全神贯注，自然放松。

4. 最后一次呼吸时，深吸一口气，然后屏住呼吸，让下巴向下贴近胸部，绷紧盆底区域，将这种紧绷感经由躯干核心区域引向头部。

5. 如果出现任何身体上的不适，可以将注意力集中于不适部位并进行观察。绷紧该区域的肌肉，同时屏住呼吸，最多保持10秒钟。

6. 呼吸，放松，释放所有的紧绷感。

7. 重复两到三次，直到自己感觉好转。

你并不需要成为高阶实践者才能开始练习。进入呼吸状态，打开心扉去体验，只需要20分钟，你就能和内心产生联系。这是训练法最为美妙的特点之一。任何练习者都能进入大脑的最深处，释放禁锢在身体里的阻塞、恐惧、压抑以及干扰能量自由流动的任何元素。我们的身体是先前所有世代的结果，基因中携带着遗产以及由创伤产生的负累。但每个人都有工具，足以在身体和心理层面将自己从积累的创伤中解放出来。

灵魂是永恒的，无始无终，不占据时间或空间。它引导我们回归自然和真实的本我。如果这个世界不尊重灵魂，我们也不必接受它的本来面目。这是我在接触冷水之前的感觉。我不接受疾病、战争、饥饿的儿童以及虐待动物。残酷剥削、麻木不仁不是人类追寻的目标，也不应当是在学校教给孩子们的东西。为了理解这个世界，我们必须重返自然。这就是为什么我想要通过身心来探索极端条件以及回归科学。

灵魂的光芒可以让我们在这个疯狂的世界中找到生存的目标和意义。

—第 12 章—

超越五感

　　我们生来就拥有战胜疾病的能力，无论是精神还是身体上的疾病。我们本就生性警觉，活在当下，懂得控制，然而现代人却疏离了真实本性，沉湎于思考、担忧和压力之中，这些负面元素表现为身体的炎症。我们认为自己掌控了周围的世界，殊不知现实恰恰相反。舒适区行为方式令我们变得脆弱，它还让我们生出依赖性。我们习惯于坐在不冷不热的室内，吃着经过加工的"快乐"食品，看着电视，逃避日常生活中自我施加的各种压力。我们的免疫系统变得功能低下，导致疾病和紊乱产生。我们体内的生物化学系统失去了平衡，使得身体无法正常运转。但最重要的是，大部分这类疾病都属于身心失调。换句话说，是我们的忧虑让自己生病了。

通过维姆·霍夫训练法，我们可以跳出仓鼠轮，与内心深处的自然重新发生联系。曾经我就像一只小白鼠，以各种极端方式开拓和完善训练法。我穿着短裤登上珠穆朗玛峰，在冰层下游泳，用一根手指进行高空悬吊，不喝水在沙漠中跑马拉松。我做这一切就是为了表明，即便身处最极端的环境和条件下，人也可以生存，还能对自身保持掌控。

呼吸技巧和循序渐进的寒冷暴露是如此有效，甚至能帮助我们深入不可见的世界。我们既保留了外向的感官，也拥有内在的感官。那些看不见的感官就在我们的掌控之中，就像大脑最深层的部分。这话听起来或许太过玄幻，但实际并非如此。它关乎物理学、生物化学和你的意志，意志就像神经系统的"肌肉"。我们是在学习如何进入自己的思想。

维姆·霍夫训练法三大核心理念——觉知呼吸、低温暴露和心灵之力各具能量，但都不如综合在一起时强大。如果你能够通过呼吸和冷暴露实现与身体的沟通，那么在突然之间，这种被称为"意志"的神经肌肉便可以激活，发挥美妙的作用。意志代表了你对生活的热情和活力。这是美丽的心灵力量。

我们无法进入自己的潜意识,这是目前科学界的共识。但是正如意识需要神经系统的觉醒和发展(例如孩子首先会获得自我意识,再在一段时间内学会走路),潜意识也需要被唤醒。当潜意识被唤醒和发展时,它就会成为意识。尽管这方面的科学研究才刚起步,但这并不是新颖或激进的概念。事实上,意识和潜意识的融合是一种可以追溯至几千年前的实践,一种精神遗产。古往今来的文化创造了各种实践或仪式,其目的都是为了与更为真实的现实,即灵魂的感觉联系起来。它是超越思维的"你",即自然本身。

也许你曾经历过某些大彻大悟的时刻,获得过一种深刻的澄净,或者你感到内心涌动着一股能量,那便是潜意识在敲击你的意识之门。潜意识是你的本体以及存在的一部分,要与它建立联系,首先必须学会如何与身体打交道,然后才是你的心灵。从心灵深入,最终你会知晓自己的潜意识,并得到生活中一些重大问题的答案,例如"我为什么在这里""我要做什么"。如果你的"神经肌肉"得到充分开发,所有的感官都将准备好为你服务,你将拥有与精神同行的能力。潜意识变成了意识，看不见的世界变得可见起来。

实际上，除了嗅觉、视觉、味觉、听觉和触觉这五种外在感觉，还存在着其他感觉。科学家已经识别出不少其他感觉，例如本体感觉（proprioception）和内感受（interoception）。尽管人们普遍认为，我们无法控制这些内在感觉，但韦恩州立大学的研究却表明，自上而下的控制是可能的。

有人认为第六感属于超感知觉（extrasensory perception），就像读心术或预知未来的能力。但我更愿意将第六感称为"信心"，它代表了对于本质、天命以及存在目的的绝对自信。这是一种异常强大的感觉，超越质疑，不容混淆。当你对它有信心时，就有力量追寻它的道路。

印度史诗《摩诃婆罗多》中有一则古老的故事：五位兄弟聚集在一起练习射箭。教官将一只木鱼高高地绑在水面上的一棵树上，要求学生一个接一个地摆好姿势，瞄准鱼的眼睛，但只能看着鱼在水中的倒影。五位兄弟轮流上前练习。每次教官都会打断练习，问道："你看到了什么？"

"天空，树木，还有水……"大哥说，教官不置可否。

"树枝，鱼……"二哥说，他得到了教官同样的反应。

第12章 超越五感

轮到年纪最小的弟弟时,他毫不犹豫地回答:"我看到了鱼的眼睛。"

"射箭!"教官指示道。于是,年轻的弓箭手张弓搭箭,正中鱼眼。

这则故事的寓意在于,当专注于鱼眼,没有因为树枝和水面分心时,我们就会获得采取行动所需要的信心。当潜意识呈现于意识之中时,你也会感觉到同样的自信。也正是在这股信心的推动之下,我坚定地追求着自己的目标。你也会被自己的目标吸引,并在寻找的过程中发现生命的真谛。

本体感觉(或者说运动感觉)是指一个人对于身体位置以及在空间中运动的意识感。本体感觉由本体感受器作为媒介,本体感受器通常是指肌肉、肌腱和关节内的机械感觉神经元。这些神经元形成了一个贯穿全身的生物电网络,使得我们能够与自身的平衡感、反射和其他身体功能相互联系。通过学习瑜伽、杂耍、跳舞甚至攀岩等新的肢体动作,你可以更深入地开发这些感官。这是我一生都在做的事情:练习瑜伽以获得更多的专注力和身体意识,更好地适应身体,学着信任自己的身体智慧。

这里我想探讨的另一种感觉是内感受，广义上可以定义为个体对于身体内部发生状况的感知。内感受负责告诉我们，自己是饿着还是已经吃饱了，是感觉热还是冷，是不是需要上厕所。甚至有证据表明，它就是坊间传闻的"第六感"，即我们知道自己应该遵循的"直觉"。[1]正如肌肉和关节中存在可以检测运动的本体感受器一样，我们的内部器官包括皮肤中也存在向大脑发出功能信号的受体。长期以来，人们认为内感受超出了意识控制范围，但实际上我们能够影响它。我们的思想可以进入身体的任何部位，感知到那里所发生的一切，并对其施加影响。

在练习维姆·霍夫训练法的过程中，我观察到了以下现象。首先，随着时间的推移，寒冷暴露和呼吸练习会让你进入某种更为敏感的状态。然后你能体会到微妙的内在过程。本章结尾处提出的专注于心跳的内感受练习，就是一种达到上述状态的绝佳方法。我已经通过实践证明，暴露于冷水中时依然维持皮肤温度是完全可能的。你需要信任自己的能力，同时保持警觉，让身体和心灵处于某种高度觉知的状态。这种状态也可以称为内感聚焦（interoceptive focus），即对那些无法通过意念控制的系统实现自上而下的控制。这是心灵**本身**，而非思想或思维的力量。学会静心，意味着你达到了可以在内部激活神经活动的地步。这是一种从外部意识到入定，再到内在意识，最后到自我超越式思维的转变过程。定下心来，你会信任自己的一切。这种信任的力量能超越不断思考的大脑。这是一种感受，而非某种想法。当然，压力以多种形式存在着，如细菌、病毒、日常负担或情感创伤等，但如果能抵御这些压力，我们就可以深入内在，消除相应生物化学过程带来的不利影响。

内感受呼吸练习

怎样才能训练你的内感受并强化内感聚焦能力呢？如果你已经开始基础呼吸练习，那么接下来会很顺利。下面的想象练习可以让你更上一层楼。

1. 在一个安全舒适的环境中坐下或躺下，闭上眼睛。
2. 保持正常呼吸，关注自己的呼吸过程。全神贯注并自然放松。

3. 现在有意识地通过鼻子深吸一口气，用嘴巴呼出。不要让自己有强迫感。

4. 想象自己的肺部，有意识地感知氧气进入肺部的感觉。内感受过程由此开始。

5. 再做几次深呼吸。用鼻子吸气，用嘴巴呼气。保持轻松且愉悦。

6. 几次呼吸以后，想象一下体内的气体交换。想象氧气从肺部出来，通过毛细血管进入血液；想象呼气时二氧化碳排出。

7. 如果发现自己有开始走神的迹象，只需将注意力重新聚焦于呼吸。随着时间的推移，你会发现自己变得愈发专注，能够更好地控制思想，同时较少在无谓的念头上消耗自己。

8. 练习几分钟时间。

2018年，在《科学美国人》（Scientific American）杂志的一期封面文章中，弗吉尼亚大学医学院的神经科学家乔纳森·基普尼斯（Jonathan Kipnis）博士这样写道："越来越多的证据表明，无论在病人还是健康人体内，大脑和

第12章 超越五感

免疫系统之间都会互相影响。"[2] 同年，基普尼斯博士也在《实验医学杂志》（Journal of Experimental Medicine）上撰文指出："免疫系统的决定性作用在于感知微生物，并将有关微生物的必要信息传递给大脑。"按照基普尼斯的说法，免疫反应属于大脑的固有功能，这使得免疫系统也成了一种感官。[3] 在前文提到的内毒素研究中，我们可以清楚地看到，维姆·霍夫训练法能使人体抑制因注射有害细菌而产生的不良应答，进而激活先天免疫反应。也就是说，我们是在有意识地对这一感官施加影响。

通过练习维姆·霍夫训练法成功唤醒这种额外感官的人都具备这样的能力，即有意识地点燃和激活身体抵御疾病的功能，使身体更富有韧性。我们所有人都有这种能力，只需要坚持呼吸练习和循序渐进的寒冷暴露，你就能目睹发生在身体和精神健康上的魔法。

呼吸就是生命力，它能打好生化反应的基础，以便为压力做好准备。你就像一位照看花园的园丁，而花园便是身体。当风暴袭来，动物冲破围栏或遭到陌生人践踏，你可以运用内感聚焦的力量来修复花园。这是心灵的力量在起作用。无论花园的哪个角落发生了什么，你都能够修复出现异常的区域。如果不修复,就会导致某种崩塌现象,即疾病。

我们对身体的控制能力是超乎你所想的。要想治愈自身,维持内心深处的生化平衡与和谐,就要重塑潜意识的知觉。

就像一个人无论身处巴格达、纽约还是北京,母亲的爱都是不变的。母亲大都希望自己的孩子能够幸福、强壮和健康地成长。所以我们要回归与生俱来的生命核心,安静地照料我们的花园。不要将情感投入绝望,而应去拥抱积极、正向的东西,活在当下。只有自己变得快乐、坚强且健康,才能将温暖传递给他人。

请盯住水里的鱼眼睛,然后再射出箭矢。

你一定不会偏离目标。

心跳的内感受练习

通过这个练习,可以在心脏和循环系统之间建立起一种有意识的联系。心跳属于非自主的生理行为,因而很少有人会注意到它以及它服务的循环系统。但如果能将内感

第12章 超越五感

聚焦点引导至心跳上，我们就能降低心脏在承受压力期间的心率，这不仅有助于缓解压力，也有助于改善细胞内氧气和营养物质的吸收。以下为具体练习步骤：

1. 在一个安全舒适的环境中坐下或躺下。
2. 放松。
3. 感知并想象自己的心跳。
4. 尝试与自己的心跳产生联系，让呼吸与心跳同步，这样你就可以随时随地感受心跳。
5. 现在，开始想象自己的循环系统。想象每次吸气，富含氧气的血液都会从肺部涌向心脏，通过一个可环绕地球两圈半的血管网络，再流向身体的各个部位。试着在大脑中想象一下，血液如何为器官和肌肉提供氧气和营养，并将废弃物（如二氧化碳）输送至肝脏、肾脏和肺部。
6. 再次感受心跳，尝试让呼吸与心跳同步。
7. 来一次穿越身体之旅，尝试在体内的不同部位感受心跳。譬如当聚焦于手部时，便在手部感受心跳；聚焦于足部时，就感受血液从脚踝流向脚趾的过程。

这就是心灵和身体产生联系的过程,即内感聚焦过程。每天练习几分钟,就能帮助你深化这种联系,并让你从中受益。

―第13章―

寻找内在之光

虽然我认为维姆·霍夫训练法具有神奇的功效,但我不希望人们视其为某种教义,或奉我为大师。

我的基本理论是:如果你做了 A,然后 B 就会出现;从 B 开始可以到 C,然后再到 D。你或多或少可以直观地看到或感受到结果。多年以来,我一直在寻找某种深层的真相。为此,我阅读了无数的书籍。但当我走进大自然,受到残忍而刚正的寒冷迎头痛击时,我立刻被带入了某种深刻的见解之中。我没有去尝试解读它,而是通过一种超越语言的方式去体验了它,这带给我平静。寒冷也教会了我深奥的呼吸方法,让我可以做到一些难以想象的事情。

我创作本书的目的是为了分享一些新见解,提供另一种感知意识、人类潜能和自然真相的方式,希望你能够尽可能地体验幸福、勇气和健康。我们会将爱传递给所爱之人，我们的基因也会表达，传递给后代，就像一朵花绽放，然后凋零，但它并没有死去。正如150多年以前，沃尔特·惠特曼在《自我之歌》(Song of Myself)中所写的："最柔嫩的新芽证明，实际上并没有死亡。"能量不停流转，却永远不会消失。

花朵是生命的象征，它不会死亡，只是改变了存在的形式。我们亦是如此，能量回归于大地，但知识和意识不会消失。维姆·霍夫训练法并不能为你解答神秘的宇宙命题——我们为什么在这里？生命的意义是什么？——但你可以由此找到自己内心的答案。不是每个人都拥有相同的生命意义或生活目标，你需要通过练习来寻找。

我在冰冷刺骨的沉静里，找到了与更宏大叙事之间的某种联系。正如瑜伽"yoga"这个词，其本义即为联系：它源自动词yug，yug的意思就是"联结"。早在1600多年前，帕坦伽利在《瑜伽经》中就已经阐明了上述道理。帕坦伽利在第一章的第二节和第三节中写道："瑜伽是约束心的波动，见者就安住在其自身的本性中"[1]。什么是见者？即纯粹的意识。理解了这句话，你甚至不用再阅读了。

第13章 寻找内在之光

但如果无法理解这句话，你就得像我一样，遵循瑜伽的练习过程，去了解脉轮（chakras）、五毒（kleshas）和杂念（chitta vrittis）等概念，去学习所有关于瑜伽的知识。这些深奥文本使用的语言都不是我的母语，但最终我学会了梵文。我还在疯狂地学习各种语言，试图寻找瑜伽背后真实的神秘主义。我在阿姆斯特丹一座印度教寺庙里找到了一位老师。我的目标是要读完整本的《瑜伽经》和《薄伽梵歌》。虽然最终达成所愿，但我感觉自己仍然一窍不通，因为对我而言它们仍然是"知识"。然而，在多年前的某一个瞬间，是寒冷教会了我如何让思绪安定下来。我开始进入自主而深沉的呼吸状态。寒冷赋予我的能量将我带到了纯粹的意识世界以及内在的光芒之中。

与此同时，我挑战了一种信条，即认为必须练上几十年的瑜伽，才能具备自如控制身体的能力。我们在拉德堡德大学的实验证明，仅仅经过4天的山区训练和6天的独自训练，通过呼吸技巧和闭气练习，练习者就能够对自主神经系统施加影响。就像《圣经》一样，《瑜伽经》是也一部伟大的作品，不过由于使用古老的语言写就，大部分内容太过深奥难懂。对于我而言，《瑜伽经》甚至比《圣经》

更有意义，因为它不涉及主观倾向、道德准则或刻板教条。它只是向你展示了身体和心灵的作用方式。瑜伽是一种通用技巧，今天依然适用。我们只需要及时更新对于瑜伽的理解即可。

年轻时，我为了寻求所谓深刻的真理，阅读了过去和当代所有伟大瑜伽修行者的著作，从帕坦伽利到克里希那穆提（Krishnamurti）再到奥修（Osho），等等。在阅读尤迦南达（Yogananda）作品的过程中，我了解到了传说中长生不老的巴巴吉（Babaji）的故事。此后我不断找寻，又陆续接触了托马斯·默顿（Tomas Merton）、阿兰·瓦兹（Alan Watts）、葛吉夫（Gurdjief）、邬斯宾斯基（Ouspensky）等众多非凡哲学家和思想家的著作。然而即便吸收了知识，领略了不朽的智慧，我还是无法通过自己的心灵参透其奥义，直到我在自然和科学中再度邂逅它们，我才能够理解。

我们可以通过各种手段深入发掘不同文化的古代文献，掌握丰富的知识。这是一趟美妙的旅程，但不要让心灵陷入纠葛之中，不要让无用的数据、错误且带有灌输性质的学校教育剥夺了我们与生俱来的幸福权利。

第13章 寻找内在之光

孩提时代，我经常在家乡附近的森林里玩人猿泰山游戏；我曾经骑着自行车探索西欧，腰上绑着绳子去西班牙的峡谷冒险。我想像个哲学家一样冷静地思考。我看了很多书，但我要找的东西却不在书中，它是一种感觉。然后，我步入了冷水之中，一种联结的感觉从天而降，我终于找到了属于自己的宁静和慰藉。

我们每个人都会被某个内在的声音或者某种感觉引导，这是一种来自内心深处的无声指引。有时候，身处各种噪声、压力和日常烦恼（贷款账单、亲子关系、工作安排、政治宗教）之中，可能很难与这种声音产生关联，但它就在那里，根植于神经系统之中。如果你允许，它就会为你指明道路。然而，我们总是被灌输这样的观念——只有通过思维对问题、答案和思路进行归纳、审查，才能解决问题。但实际上，你要做的是去倾听大自然以及我们真实本心给出的答案。

现代世界就像一个无限符号或莫比乌斯环，更像一个永无休止的环形赛马场。我们无法从马背上下来，或者我们其实**就是**那匹赛马。但在内心深处，我们也许只希望成为自由奔跑的骏马。没有外界的喧嚣，没有生活中的各种干扰。我们只存在于奔跑的寂寥之中，感受着满足，感受血液流入大脑最深处的原始哺乳动物脑区。我们就像一个尚未掌握语言，只是依靠感受和知觉来生存的婴儿。虽然意识心智似乎无处不在，但爱激活了大脑的更深层部分，让你不再思考，而是去感受。正如智者所言，心之所欲，无人能挡。

维姆·霍夫训练法实验 #5

改善压力管理的呼吸练习

压力俨然已经成为现代社会中的隐形杀手——内耗、过劳、透支以及各种"最后期限"都在成为压死骆驼的最后一根稻草！压力会导致人体系统失去调控能力。我们可以通过计算1分钟内的呼吸次数来判断自己是否正在承受压力。不妨现在就拿出计时器，试试这一方法。如果每分钟的呼吸次数在15~20次之间，那你肯定已经感受到了压力。

我应对压力的做法是采取1分钟的哼唱和呼吸练习，

第13章 寻找内在之光

这种方法对我一直很管用。它会影响人体的副交感神经系统,即内心的平静感所在,同时让紧张的交感神经系统放松下来。这就像从内部按摩脊柱直至脑干,让你走进自己的身体内部。

1. 将计时器设置为1分钟。
2. 把自己安顿在一个舒适的地方。
3. 深吸一口气。
4. 呼气时发出"嗯""啊"或"哦"这样的音节,也可以哼唱出任何令你快乐的声音。
5. 当气息用尽时,再深吸一口气,呼气时再次哼唱出同样的声音。
6. 不断重复下去,直至计时结束。

在1分钟以内,你哼唱着呼吸了多少次?4次,还是5次、6次?做得不错,记得经常练习!

在本书的第3章中我曾写道,与史前祖先的大脑相比,流入现代人大脑深层的血流量明显减少。然而,如果我们能有意识地引导血液流入那些更深层次的部位,例如边缘系统（控制记忆和情感）、脑干和中脑导水管周围灰质半球，就会让大脑生机勃发，如同得到浇灌的花朵。这个过程如同下过大雨的沙漠，突然间花草繁盛，因为生命的种子就一直埋藏在那里。那么，怎样才能让血液流淌到感受和体验赛马场之外的世界的脑区？换句话说，如何才能翻身下马？

我会遵循内心的声音，让自己的灵魂觉知引导着我。我知道早晨很冷，进入冷水后的前几秒钟颇为煎熬，自我意识就是这样告诉我的。但我内心的声音却要求我勇敢地步入冷水之中，它在召唤我，希望我拥抱自身存在的每一点一滴。它告诉我，这是正确的做法，尽管我的自我意识得出了相反的结论，这么多年过去了，二者的对峙仍然存在。这就像那尽人皆知的一幕：天使和魔鬼同时端坐于两侧肩膀上，在我的耳畔低语，我被夹在中间，左右为难。解决问题的关键在于辨别哪边是天使，哪边是魔鬼。然而大多数人都无法做出区分，或者说他们根本不想区分，因为真相总会让人感到不舒服。他们不想离开赛马场，因为他们在可预测的赛道中寻得了安慰。比起感觉，他们宁愿诉诸理性，因为感性让自己变得脆弱。他们无法控制结果，

第13章 寻找内在之光

也不能以言语来解释结果。

但我不是这样,我甚至不承认赛马场的存在。我就是一匹野马,野性未驯。我遵从内心的声音,多年以前,也就是在这个声音的指引下,我走进了贝娅特丽克丝公园那片冰冷的水域之中。此后的每一天,我都循着它的指引,一次又一次回到冷水中,我知道这是正确的行为。一旦步入水中,寒冷的高贵本性便会向我展示自然的一切力量,这是一种异常亲密的温柔触感。我知道在经历这一切后,自己会收获3倍、4倍的能量,这相当于一个激活过程。离开冷水之后,我感觉浑身上下充满了活力,宛如经历了一次重生。

人体本就功能强大,是可以忍受逐步暴露于冰水环境中的。冰水相当于为我们提供了一种可应对任何精神或生理压力的方法。刚开始或许很痛苦,但你要学着去适应这种感觉,最终你甚至会爱上它。你会开始喜欢这样的压力。这种"毒物应激"令人振奋且有益身心,它可以在细胞层面上保护机体免受其他压力源的损害。无论这些压力源是细菌、病毒、情绪还是工作。静止不动只会加剧焦虑,让人变得更加烦躁。

请务必遵循本书第 3 章中的方法，从 30 秒到 45 秒，逐步增加冰水浴的时长。等到可以在冷水中坚持 1 分钟时，再增加至 2 分钟，以此类推。一旦你克服了最开始的冲击感并且冷静下来，压力就会慢慢消退。在冰浴过程中，专横跋扈的老板、令人心碎的婚姻都会离你远去。冷水才是一切的主宰。

寒冷引领了灵性，带来可调节任何压力的平静感。这种强大的灵性超越自我，能够保持你灵魂的完整。这是我在珠穆朗玛峰上的发现。当时我身着短裤，在一片白茫茫之中辨不清东南西北。周围没有其他人，天气寒冷彻骨，氧气也近乎耗尽。即便情况已恶劣至此，我依然保持着镇定，没有压力，心灵一片澄明。最终，我越过了世界最高峰上的那片"死亡地带"。在能见度接近零的情况下，我迷失了方向，左脚也被冻伤，但心中却并没有感到害怕和焦虑。在一切即将失控的那一刻，我的心灵通过呼吸掌控了局面。

当然，你大可不必穿越死亡地带来体验失控感，生活中充满了动荡和不确定性。即使已经具备了将火箭和自己发射到月球上的能力，人类似乎仍然无力维系自身的幸福、勇气和健康。

现在请开始呼吸,在寒冷环境下放松。让血液和电流流动起来。去感受,去理解无以言表的东西。精神在你内心之中。

心灵的能量大得不可思议,它自上而下地控制着身体和所有感官,统领可见的和未见的、显性的和隐性的世界。我们不仅是有思想的哺乳动物,还拥有意识,天生具有超越自我去理解更复杂事物的能力。世界上很多传统思想体系都认为,人体内存在着一股精微能量,一股涌动于脊柱上下以及全身的电流。[2] 平衡这股电流并利用其能量,就是瑜伽和气功等修行练习的目的。

英文中的灵感(inspiration)一词源自拉丁语中的"inspirare",原意即为吸进气息,喻指精神或生命。何谓正确的呼吸?很多人太过于执着这个问题,他们问我:"维姆,你是怎么呼吸的?是用鼻子,还是用嘴巴?要用膈肌进行呼吸吗?还是通过两个鼻孔轮流呼吸?要完全充满肺部,还是不要吸入太多空气……"对此,我的答复是:"通过哪个鼻孔、用什么方法都没关系,只要把空气吸进去就可以了!"尽量放轻松。不要把这些事情想得太复杂,吸气就可以了。吸气进入腹部、胸部和头部,然后自然放松。很多人过于注重细节,他们必须重新学习如何去感受,去训练自己体验内在的内感受。这就是初学者应该用鼻子呼吸的原因,这样才不会超过身体的极限。身体需要营养、氧气和维生素,也需要光芒。呼吸联通了内在的电流,也将意识与自然万物联系起来。只需要20分钟的呼吸即可做到。在这20分钟的时间里,你可以体验无限,理解永恒。你就是世界,此时,此地。

我的经验告诉我,维姆·霍夫呼吸法是一种清理情感创伤、阻塞、抑制和恐惧的有效手段。正如我在第4章中所说,如果你在团队环境中进行练习,这种体验会更加强烈。人类孕育于部落群体,而共同呼吸的简单行为会让情

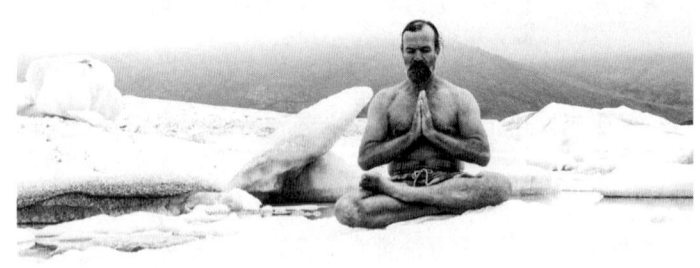

呼吸和寒冷会让你深入自我

绪更快地流露。这会为召唤人们共有的、脆弱的非评判性心境留出空间。当我和群体一起工作时，我能感受到人们不愿表露内心情绪的心理，但是当能量场建立之后，就立刻产生了一种多米诺效应：有人哭，有人笑，还有人在尖叫。在被群体包容的那一刻，一切都开始好转。

呼吸本身就是一项变革性技术，呼吸技巧也是如此简单和有效，你需要做的就是触发心灵按钮，重掌遗传命运的控制权。起初，用呼吸和寒冷净化自己，使身体趋向碱性，减少炎症；接着调节血液流动，深入大脑；最后，可以运用呼吸和心灵的力量，净化过往的情绪和创伤。这些情绪的创伤就是古代瑜伽中提到的杂念和五毒，你可以用能量（prana）来净化它们。能量会流经你的脉轮，脉轮起始于脊柱根部，沿着左脉（ida）、右脉（pingala）和中脉（sushumna）这三大平行通道，延伸至头顶，[3]

联结内心之光："频闪仪"练习

你希望照亮自己的意识吗？来吧，躺在这沙发上。感觉怎么样？还挺舒服，不是吗？你早上干了些什么？醒来后什么事也没干？我也差不多。你感觉到压力、紧张，精神状态不佳？无论你在想什么，都不重要。随它去吧。现在你要做的就是放松和呼吸。放下一切，进入呼吸状态。

1. 以放松且舒适的姿势坐下来。

2. 闭上双眼，跟随你的呼吸，见证自己恢复平静的过程。

3. 审视你闭眼时"看"到的东西。不要试图去分辨，要有耐心。通过这种方式，让能量由视觉皮层的外部感知进入更深层的大脑区域。

4. 继续跟随你的呼吸，将内在的关注点转移至额头的中心，即"第三只眼"。你可能会看到一个发光的光环，随着你的呼吸而有节奏地波动，放大缩小，再一次放大缩小，就像频闪仪上的闪光灯。你或许想更仔细地观察它，但如果这样做，反而会削弱它的强度。学会允许它存在，这是一种神奇的观察大脑神经活动的方式。

在有了一些冥想经验以后，可以试着在基础呼吸练习中增加将关注点转移至额头中心的环节。你将开始本能地体验到自身的内在之光。

后　记
改变世界

所谓王冠，并不只属于名义上的领导者，譬如总统、国王之类的人物，我们每个人都有一顶王冠，我们统治的王国就是自己的内心。

过去和现在交汇于我们的生命深处，指明了前进的道路。要想以最纯粹的方式控制生命中的情感，你必须通过爱的视角来体验它。

或许你感到被日常生活压力吞噬，只有周末才能坐下来喝一杯上等的葡萄酒，思考哲学问题或者"诗和远方"。到了周一早上，一起床便再次投入工作，各种压力不期而至。我想告诉你的是，现实不一定非得如此。身体和心灵的真正活力来自幸福、勇气和健康。

我们的心灵就如同被拴在树上的小狗，也有点像总是被要求坐好、保持安静的孩子。这些限制与我们的天性背道而驰。进化使我们成为现代人,然而即便在20万年后,人类仍未在自然秩序中找到自己的定位。只有当心灵从教条束缚、日常生存压力以及习以为常的各种限制中解放出来,我们才能瞥见一个全新的世界。

心灵将引领你踏上真正的自我实现之旅,这可能需要一段时间。洗个冷水澡,去做呼吸练习,激活自己的血管系统,改变自身的生物化学进程。跟随呼吸,它会引领着你,去到你需要去的地方。

我知道你能做到。我无条件地相信你。

致　谢

　　这是一本包罗万象的书。在成书过程中，有很多人贡献了自己的力量。仿佛将深埋于地下的钻石精心打磨，最终呈现于读者面前。

　　感谢 Sounds True 出版社的塔米·西蒙（Tami Simon），她认识到深层次的心灵空间很有必要，才让这本书成为可能。

　　感谢策划人米切尔·克鲁特（Mitchell Clute），他像包容湍流的河床一样宽容。感谢编辑马克·温斯坦（Mark Weinstein），他让思想的涓涓细流汇成了强大的力量，以纯净意念滋养了心智的土壤。同样感谢珍妮弗·伊薇特·布朗（Jennifer Yvette Brown），她将文字变为花朵，让沉重的主题变得轻盈，开阔了我们所有人的眼界。感谢我亲爱的伴侣艾琳，她为这个世界带来了一个可爱的新生命，她对我的了解甚至胜过我自己,她的细致推敲让本书具备了深度。感谢我的儿子埃纳姆,他如同天使一样护佑他人;还有我的女儿伊莎,她天生具有某种温柔而坚定的气质。感谢家庭办公室和出版社的每一位工作人员,大家都以修道士般的耐心参与了这项工作,并贡献了巨大的能量。我对所有人致以谢意。

同样感谢致力于开创性研究的教授和医生们,包括肯·卡姆勒博士、彼得·皮克尔斯博士、马泰斯·考克斯博士、玛丽亚·霍普曼博士、海尔特·布伊泽博士、瓦伊布哈夫·迪瓦德卡尔博士、奥托·穆齐克博士以及其他众多专家人士。他们的工作将把对人类潜能的探索引领至一个全新的境界,让隐秘之物现于光明。

感谢艾丽萨·埃佩尔博士,她能为本书作序,令我非常欢喜。她是一位杰出的科学家,更像是一盏闪亮的明灯,将维姆·霍夫训练法提升至一个全新领域。

感谢维姆·霍夫训练社区,衷心感谢。感谢你们提供的支持,更感谢你们源自灵魂的分享。你们才是这场伟大变革运动的中流砥柱,是真正的核心。感谢这些年来我所遇到的所有人以及各种经历——每当想起这些,我就不禁微笑起来。爱让我们彼此相遇。

感谢你,我亲爱的读者。

最后,我还要感谢齐娜,它是一只棕色的狗,是与我形影不离的"老师"。在它身上,我看到了忠诚、温暖、无条件之爱以及无私的真正含义。它来去如风,快如闪电。我和它彼此关爱,互相成就。

毫无疑问,这一切仅仅只是开始。

常见问题

常见疑问

我需要投入多少时间,才能看到维姆·霍夫训练法的效果?

平均每天早上练习20分钟即可。具体实践方法可参考本书第116页的"维姆·霍夫训练法概览"。按照自己的节奏逐步建立完整的练习流程,尝试运用于日常生活中,自然而然地将本书中的练习融入自己的运动或冥想计划中。例如,你可以在一天中的任何时候专注于深层且自觉的呼吸。只有将维姆·霍夫训练法贯彻至日常生活的方方面面,才能收获全部的益处。

维姆·霍夫训练法有助于解决我的健康问题吗?

维姆·霍夫训练法可以调节免疫反应,因此,它对于由免疫反应受到干扰引发的疾病最为有效。不过针对大多数健康问题，我们都能感受到训练法带来的积极效果。但**我们建议将维姆·霍夫训练法练习视为自身健康管理的辅助工具，而非治疗方法。**

世间的疑难杂症成千上万，对于大多数病症，我们缺乏必要的认知，无法对维姆·霍夫训练法的辅助治疗效果做出权威评价。此外还要注意的是，由于存在个体生理差异，练习的效果也因人而异。要想了解维姆·霍夫训练法对你的效果，唯一的方法就是尝试一下。维姆·霍夫训练法也可能会带来负面影响。**如果你有慢性健康问题或是正在生病，在练习维姆·霍夫训练法之前，请咨询专业医生。**

维姆·霍夫训练法适合所有人吗？

每个健康的人都可以练习维姆·霍夫训练法。应当倾听自己的身体，永远不要强迫自己练习。

如果存在以下症状，建议不要练习维姆·霍夫训练法：
- 癫痫
- 高血压（特别是还在服用处方药）

- 冠心病（例如心绞痛发作或存在稳定型心绞痛症状）
- 有严重疾病的病史，例如经历过心力衰竭或中风
- 如果患有偏头痛，请谨慎对待冰浴

孕妇可以练习维姆·霍夫训练法吗？

出于谨慎，我们**不建议**在怀孕期间练习维姆·霍夫训练法。我们不知道训练带来的生物化学变化是否会对婴儿的健康产生不利影响。不过等婴儿出生后，就可以安全地练习了。

维姆·霍夫训练法适合儿童练习吗？

很多人喜欢全家人一起练习维姆·霍夫训练法，然而儿童的大脑正处于发育阶段，他们不具备必要的自我调节能力，无法评估风险。因此，我们建议16岁以下的儿童应该在父母或法定监护人的监督下进行练习，而且父母或法定监护人绝不能违背孩子的自身意愿，强迫他们练习。对于冷暴露，请务必谨慎对待，让孩子逐步适应。

关于冷暴露的疑问

我非常不适应寒冷环境，真的必须要进行冷水淋浴吗？

如果你想收获维姆·霍夫训练法的好处，答案是肯定的。待在"舒适区"会削弱我们的身体系统，最终反而伤害到我们。但是整个过程要循序渐进，先好好享受温水淋浴，然后在做好准备的情况下增加自己的冷暴露时间。整个过程应该顺其自然，不要有任何强迫感。

如果在冷水淋浴后无法恢复体温，依然感觉很冷，应该怎么办？

首先，要逐步增加冷水淋浴的时长。从15秒开始逐渐增加时间，让自己适应冷暴露，就像在剧烈锻炼之前需要热身一样。这样一来在经历了冷暴露以后，你的身体很快就会恢复温暖。

你也可以运用书中提到的心态练习，即在冷水淋浴前进行想象，利用心灵的力量来控制身体的反应，保持主动性。

最后，出浴后可以扎马步，让你由内而外地热起来，也有助于保持专注。

如果在我所生活的环境中，正常淋浴的水并不太冷，那我该怎么办？

检查正常自来水的温度。要想通过维姆·霍夫训练法为健康带来益处，水温需要低于15摄氏度，通常自来水刚好达标。如果水温符合标准，就可以尝试延长一下淋浴时间。

淋浴时在热水和冷水之间来回切换是否有好处？

冷暴露可促进去甲肾上腺素的释放，这是一种与专注力以及情绪有关的神经递质。去甲肾上腺素作为一种激素，可以促进血管收缩，减少总表面积，避免热量流失到周围环境中。环境温度的变化越大，去甲肾上腺素的释放就越多。因此，重复由热到冷的过程，可以放大由此所获得的益处。有理论认为，更极端的温度波动，例如交替进行冰浴和桑拿会让上述效果更加明显。虽然在许多文化传统中，交替进行冷暴露和热暴露是一种由来已久的锻炼方式，但目前相关的研究还不够。

关于呼吸练习的疑问

每天要做多少次基础呼吸练习?

我们建议在早餐前完成标准的 3~4 轮基础呼吸练习,以此作为常规做法。如果感觉中午精力下降,可在午后再练习一轮。

延长闭气时间究竟有多重要?

过度延长闭气时间的做法并无必要。如果因为屏住呼吸太久而失去知觉,就做得太过了。一旦有呼吸的冲动,就赶紧开始呼吸。听从自己的身体,而不是自我意志。

是否有必要在冷水淋浴前进行基础呼吸练习?

虽然并无必要,但先进行呼吸练习有助于调整心态和耐受低温。例如你可以在冷水淋浴前完成一次简化的呼吸练习——深呼吸 30 次,同时保持专注。

在呼吸练习过程中，我感觉自己的手指有些发紧。这是怎么回事？

你可能出现了不自主的肌肉收缩，即所谓的手足抽搐现象。加强呼吸会导致体内二氧化碳外流，引发一连串的电离变化，导致神经细胞的敏感性增加。随后，这些细胞需要较少刺激即可产生肌肉反应，导致出现自发性收缩状态。这种影响通常在手部和脚部表现得最为明显，偶尔也会扩展至全身。

除非存在相关病症，否则出现这种症状完全不用担心，不适感会在几分钟内消退。随着时间的推移，它可能会不再出现。如果出现疼痛，请咨询专业医生。

呼吸练习后，我的耳朵里出现了响声。这正常吗？

这种现象被称为耳鸣，其形成原因和表现形式较为复杂。

对于某些人来说，练习维姆·霍夫训练法会诱发或加剧耳鸣，还有些人耳中响声的音调会发生变化。不过，那些慢性耳鸣患者却通常会因为呼吸技巧带来的镇静效果，使焦虑心情得到缓解。

耳鸣与维姆·霍夫训练法之间的联系，存在多种可能的原因。相关医学研究表明，搏动性耳鸣与贫血之间具有直接关联性，而维姆·霍夫训练法可以通过增加氧气摄入量来改善贫血。另外，呼吸练习增强了大脑中负责处理声音的听觉脑干的神经活跃度，这可能导致听觉神经细胞过度兴奋。

虽然科学界还在就耳鸣症状继续展开研究，但基本共识是这种现象本身是无害的。在绝大多数情况下，多次进行呼吸练习后，耳中的鸣响声就会自然消失。如果发现噪声持续几周或者有加剧的倾向，那可能源自某些潜在生理因素。这种情况下，我们建议咨询专业医生。

注 释

代序 一次意料之外的会面

1. G. A. Buijze, H. M. Y. De Jong, M. Kox, M. G. van de Sande, D. Van Schaardenburg, R. M. Van Vugt, C. D. Popa, P. Pickkers, and D. L. P. Baeten, "An Add-On Training Program Involving Breathing Exercises, Cold Exposure, and Meditation Attenuates Inflammation and Disease Activity in Axial Spondyloarthritis—A Proof of Concept Trial," *PLOS ONE* 14, no. 12 (December 2, 2019): e0225749, doi:10.1371/journal.pone.0225749.
2. M. Kox, L. T. van Eijk, J. Zwaag, J. van den Wildenberg, F. C. G. J. Sweep, J. G. van der Hoeven, and P. Pickkers, "Voluntary Activation of the Sympathetic Nervous System and Attenuation of the Innate Immune Response in Humans," *Proceedings of the National Academy of Sciences of the United States of America* 111, no. 20 (May 20, 2014): 7379–7384, doi: 10.1073/pnas.1322174111.
3. H. van Middendorp, M. Kox, P. Pickkers, and A. M. W. Evers, "The Role of Outcome Expectancies for a Training Program Consisting of Meditation, Breathing Exercises, and Cold Exposure on the Response to Endotoxin Administration: A Proof-of-Principle Study," *Clinical Rheumatology* 35, no. 4 (2016): 1081–1085, doi: 10.1007/s10067-015-3009-8.

前言 所有的美好都在等着你

1. Mayo Clinic, "Multiple Sclerosis," mayoclinic.org/diseases-conditions/multiple-sclerosis/symptoms-causes/syc-20350269; Centers for Disease Control and Protection, "Lyme Disease," cdc.gov/lyme/index.html.

第 1 章 传教士

1. Edgar Rice Burrows, "The Tarzan Series," edgarriceburroughs.com/series-profiles/the-tarzan-series/.
2. Jean M. Justad, "Hypothermia," State of Montana Department of Health and Human Services (2015), dphhs.mt.gov/Portals/85/dsd/documents/DDP/MedicalDirector/Hypothermia.pdf.
3. National Organization for Rare Diseases, "Weil Syndrome," rarediseases.org/rare-diseases/weil-syndrome/#targetText=Weil%20syndrome%2C%20a%20rare%20infectious,Leptospira%20bacteria%20known%20as%20leptospirosis.

第 2 章 冰人诞生

1. Dutch Amsterdam, "Squatting in Amsterdam," dutchamsterdam.nl/555-squatting-in-amsterdam.
2. Alesia Hsiao, "6 Amazing Benefits of Cold-Water Swimming," lifehack.org/288238/6-amazing-health-benefts-cold-water-swimming.

第 3 章 每天冷水澡,身心疾病少

1. Castro, "11 Surprising Facts about the Circulatory System."

2. Joseph Castro, "11 Surprising Facts about the Circulatory System," *Live Science* (September 25, 2013), livescience.com/39925-circulatory-system-facts-surprising.html.
3. World Health Organization, "The Top 10 Causes of Death" (May 24, 2018), who.int/news-room/fact-sheets/detail/the-top-10-causes-of-death.
4. Julie O'Connor, "Novel Study Is First to Demonstrate Brain Mechanisms That Give 'The Iceman' Unusual Resistance to Cold," Wayne State University (February 28, 2018), today.wayne.edu/news/2018/02/28/novel-study-is-frst-to-demonstrate-brain-mechanisms-that-give-the-iceman-unusual-resistance-to-cold-6232.
5. Otto Muzik, Kaice T. Reilly, and Vaibhav A. Diwadkar, "'Brain Over Body'—A Study on the Willful Regulation of Autonomic Function During Cold Exposure," *NeuroImage* 172 (February 2018): 632–641, doi: 10.1016/j.neuroimage.2018.01.067.
6. Marc Dingman, "Know Your Brain: Periaqueductal Gray" (July 17, 2016) neuroscientifcallychallenged.com/blog/know-your-brain-periaqueductal-gray.
7. Wim Hof Method, "What Can I Do About Cold Hands or Cold Feet?" (January 5, 2016), wimhofmethod.freshdesk.com/support/solutions/articles/5000631655-what-can-i-do-about-cold-hands-or-cold-feet-.

第 4 章 呼吸啊，浑蛋

1. Gabriel R. Fries, Consuelo Walss-Bass, Moises E. Bauer, and Antonio L. Teixeira, "Revisiting Inflammation in Bipolar Disorder," *Pharmacology Biochemistry and Behavior* 177 (February 2019): 12–19, doi: 10.1016/j.pbb.2018.12.006; Lisa

M. Coussens and Zeno Werb, "Inflammation and Cancer," Nature 420, no. 6917 (December 2019): 860–867, doi: 10.1038/nature01322.
2. Yogapedia, "Sat-Chit-Anada," yogapedia.com/defnition/5838/sat-chit-ananda.
3. "Wim Hof Breathing Tutorial by Wim Hof," YouTube (September 28, 2018), youtube.com/watch?v=nzCaZQqAs9I&feature=youtu.be.
4. Geert A. Buijze and Maria T. Hopman, "Controlled Hyperventilation After Training May Accelerate Altitude Acclimatization," *Wilderness and Environmental Medicine* 25, no. 4: 484–486, wemjournal.org/article/S1080-6032(14)00116-1/abstract.

第5章 心灵之力

1. Wim Hof and Koen De Jong, *The Way of the Iceman* (St. Paul, MN: Dragon Door Publications, 2017); Frits Muskiet quote w/ translator.
2. Henriët van Middendorp, Matthijs Kox, Peter Pickkers, and Andrea W. M. Evers, "The Role of Outcome Expectancies for a Training Program Consisting of Meditation, Breathing Exercises, and Cold Exposure on the Response to Endotoxin Administration: A Proof-of-Principle Study," *Clinical Rheumatology* 35, no. 4 (2016): 1081–1085, doi: 10.1007/s10067-015-3009-8.
3. "Wim Hof Breaks World Record," YouTube (January 26, 2008), youtube.com/watch?v=CEbfXUTiD08.
4. Kenneth Kamler, personal communication, September 17, 2009, wimhofmethod.com/uploads/kcfinder/files/WHM_DataInfo%20Kamler.pdf.
5. Joseph Angier, "Iceman on Everest: 'It Was Easy,'" ABC News (April

14, 2009), abcnews.go.com/Health/story?id=4393377&page=1.
6. "Wim Hof the Iceman in Radboud Hospital Research Facility," YouTube (August 23, 2010), youtube.com/watch?v=aINSboYgr_g&feature=youtu.be.
7. Jan T. Groothuis, Thijis M. Eijsvogels, Ralph R. Schoten, Dick. H. J. Thijssen, and Maria T. E. Hopman, "Can Meditation Influence the Autonomic Nervous System? A Case Report of a Man Immersed in Crushed Ice for 80 Minutes," innerfre.nl/files/can-meditation-infuence-ans-hopman.pdf.
8. Radboud University Nijmegen Medical Centre, "Research on 'Iceman' Wim Hof Suggests It May Be Possible to Influence Autonomic Nervous System and Immune Response," *ScienceDaily* (April 22, 2011), sciencedaily.com/releases/2011/04/110422090203.htm.
9. The Nobel Prize, "The Nobel Prize in Physiology or Medicine 2019" (October 7, 2019), press release, nobelprize.org/prizes/medicine/2019/press-release/.
10. Matthijs Kox, Lucas T. van Eijk, Jelle Zwaag, Joanne van den Wildenberg, Fred C. G. J. Sweep, Johannes G. van der Hoeven, and Peter Pickkers, "Voluntary Activation of the Sympathetic Nervous System and Attenuation of the Innate Immune Response in Humans," *Proceedings of the National Academy of Sciences of the United States of America* 111, no. 20: 7379–7384, doi: 10.1073/pnas.1322174111.
11. Heidi Ledford, "Behavior Training Reduces Inflammation," Nature News (May 5, 2014), nature.com/news/behavioural-training-reduces-inflammation-1.15156; Kox et al., "Voluntary Activation of the Sympathetic Nervous System."
12. Anne Houtman, Megan Scudellari, and Cindy Malone, *Biology Now* (New York: W. W. Norton, 2018).

第 6 章 奥拉娅

1. Encyclopedia Britannica, "ETA: Basque Organization," britannica.com/topic/ETA.

第 7 章 为了健康而训练

1. Mayo Clinic, "Crohn's Disease," mayoclinic.org/diseases-conditions/crohns-disease/symptoms-causes/syc-20353304.
2. Centers for Disease Control and Prevention, "Arthritis: National Statistics," cdc.gov/arthritis/data_statistics/national-statistics.html.
3. Mayo Clinic, "Arthritis," mayoclinic.org/diseases-conditions/arthritis/symptoms-causes/syc-20350772.
4. American Autoimmune Related Diseases Association, Inc., "Autoimmune Disease Statistics," aarda.org/news-information/statistics/.
5. Wim Hof Method, "Senior Health Beyond Wellness," wimhofmethod.com/senior-health-beyond-wellness.
6. Nevco Health Care Education, "The Wim Hof Method for Seniors," nevcoeducation.com/product/senior-health-beyond-wellness-the-exercises/.
7. Anna Chojnacka, "Community for the Uninitiated One," Ted Talk, youtube.com/watch?v=8wGmE9qCnic&feature=youtu.be.

第 8 章 维姆·霍夫训练法与行为表现

1. "Adenosine Triphosphate," Science Direct, sciencedirect.com/topics/medicine-and-dentistry/adenosine-triphosphate.
2. Michael M. Cox and David L. Nelson, "Glycolysis, Gluconeogenesis,

and the Pentose Phosphate Pathway," in *Lehninger Principles of Biochemistry*, 5th ed. (New York: W. H. Freeman, 2008), 527–568.
3. Cox and Nelson, "Glycolysis, Gluconeogenesis, and the Pentose Phosphate Pathway," 527–568.
4. Wilfried Ehrmann, "Intense Breathing and Control of Immune System" (October 18, 2015), wilfried-ehrmann-e.blogspot.com/2015/10/intensive-breathing-has-amazing-efects.html.
5. "Alistair Overeem Talks Wim Hof Method," YouTube (March 3, 2016), youtu.be/5h_3NVI20T4.
6. Jelle Zwaag, Rob ter Horst, Ivana Blaženoviˊc, Daniel Stoessel, Jacqueline Ratter, Josephine M.Worseck, Nicolas Schauer, Rinke Stienstra, Mihai G. Netea, Dieter Jahn, Peter Pickkers, and Matthijs Kox, "Involvement of Lactate and Pyruvate in the Anti-Inflammatory Effects Exerted by Voluntary Activation of the Sympathetic Nervous System," *Metabolites* 10, no. 4 (2020): 148, doi:10.3390/metabo10040148.
7. Tara Parker-Pope, "On Your Marks, Get Set, Measure Heart Health," *New York Times*, May 23, 2011, well.blogs.nytimes.com/2011/05/23/on-your-marks-get-set-measure-heart-health/.
8. "Talking about the Wim Hof Method on the Dr. Oz Show," YouTube (July 22, 2019), youtube.com/watch?v=dEeWhsc5ZJ0&feature=youtu.be.
9. Wim Hof Method, "Wim Hof New World Record! (3 Hours Horse Stance)," YouTube (February 4, 2019), youtube.com/watch?v=uV3Oj6EDJxk&feature=youtu.be.

第 9 章 真理相伴

1. W. D. van Marken Lichtenbeld, J. W. Vanhommeirg, N. M.

Smudlers, J. M. Drossaerts, G. J. Kemerink, N. D. Bouvy, P. Schrauwen, and G. J. Teule, "Cold-Activated Brown Adipose Tissue in Healthy Men," *New England Journal of Medicine* 360, no. 15 (April 9, 2009): 1500–1508, ncbi.nlm.nih.gov/pubmed/19357405.
2. "The Role of Brown Adipose with Wim Hof," Innerfire, innerfire.nl/brown-adipose.
3. Maartin J. Vosselman, Guy H. E. J. Vijgen, Boris R. M. Kingma, Boudewjin Brans, and Wouter D. van Marken Lichtenbelt, "Frequent Extreme Cold Exposure and Brown Fat and Cold-Induced Termogenesis: A Study in a Monozygotic Twin," *PLOS One* 9, no. 7 (July 11, 2014): e101653, journals.plos.org/plosone/article?id=10.1371/journal.pone.0101653.
4. Vosselman et al., "Frequent Extreme Cold Exposure."
5. Mayo Clinic, "Ankylosing Spondylitis," mayoclinic.org/diseases-conditions/ankylosing-spondylitis/symptoms-causes/syc-20354808.
6. Dominique Baeten, "Evidence-Based Mindset & Physical Therapy for Add-On Treatment of Active Axial Spondyloarthritis: Safety and Efficacy" (June 12, 2018), ichgcp.net/clinical-trials-registry/NCT02744014.
7. Mayo Clinic, "Endometriosis," mayoclinic.org/diseases-conditions/endometriosis/symptoms-causes/syc-20354656.

第 10 章　冰人的生活日常

1. "A3 Ballon Stunt Met Willbord Frequin en 'Bikkel' Wim Hof," YouTube (May 31, 2007), youtube.com/watch?v=PcEvotOB9wA&feature=youtu.be&t=185.

第 11 章　放下祖先的负担

1. Dora L. Costa, Noelle Yetter, and Heather DeSomer, "Intergenerational Transmission of Paternal Trauma Among US Civil War Ex-POWs," *Proceedings of the National Academy of Sciences of the United States of America* 115, no. 44 (October 30, 2018): 11215–11220, pnas.org/content/115/44/11215.
2. Mark P. Mattson, "Hormesis Defined," *Ageing Research Reviews* 7, no. 1 (January 2008): 1–7, doi: 10.1016/j.arr.2007.08.007.
3. Indigenous Corporate Training, Inc., "What is the Seventh Generation Principle?" (May 29, 2012), ictinc.ca/blog/seventh-generation-principle.
4. Nicole Wetsman, "What Tis Unprecedented 13-Million-Person Family Tree Reveals," *National Geographic* (March 1, 2018), nationalgeographic.com/news/2018/03/human-family-tree-genealogy-ancestry-dna-marriage-longevity-science/.
5. Pierre Capel, *The Emotional DNA: Feelings Don't Exist, They Emerge* (Amsterdam: K.pl Education, 2018); English translation by M. L. Leslie Pringle, 2019.

第 12 章　超越五感

1. Narayanan Kandasamy, Sarah N. Garfinkel, Lionel Page, Ben Hardy, Hugo D. Critchley, March Gurnell, and John M. Coats, "Interoceptive Ability Predicts Survival on a London Trading Floor," *Scientific Reports* 6, 32986 (2016), doi: 10.1038/srep32986, nature.com/articles/srep32986.
2. Jonathan Kipnis, "Te Seventh Sense," *Scientific American* (August 2018), scientifcamerican.com/article/the-seventh-sense/.
3. Jonathan Kipnis, "Immune System: The 'Seventh Sense,'" *Journal of Experimental Medicine* (January 2018), rupress.org/

jem/article/215/2/397/42541/Immune-system-The-seventh-sense-Immune-system-The.

第 13 章 寻找内在之光

1. Sri Swami Satchidanada, *The Yoga Sutras of Patanjali* (Buckingham, VI: Integral Yoga Publications, 2012).
2. Cyndi Dale, *The Subtle Body* (Boulder, CO: Sounds True, 2009).
3. Andrea Ferretti, "A Beginner's Guide to the Chakras," *Yoga Journal* (July 29, 2014), yogajournal.com/practice/beginners-guide-chakras.

术语索引

急性高原病（AMS）

指高海拔对健康造成的一系列负面影响，由高海拔地区大气中氧气含量较低导致。具体症状可能包括头痛、呕吐、疲倦、失眠和眩晕。

三磷酸腺苷（ATP）

一种复杂的有机化合物，可为活细胞所参与的多种生理活动提供能量，包括肌肉收缩、神经冲动传播和化学合成等。三磷酸腺苷存在于所有的生命形式中，经常被称为细胞内能量传递的"分子货币单位"。

下丘脑-垂体-肾上腺轴

下丘脑、垂体和肾上腺之间一整套复杂的相互作用和反馈回路。该系统负责调控机体的应激反应、免疫功能、能量消耗、情绪以及性欲。

有氧能力

指心脏和肺部向肌肉输送氧气的能力。

有氧异化

指在有机物分解以及蛋白质、核酸、脂肪和碳水化合物转化为简单物质的过程中,氧气(或呼吸)发挥的作用。有氧异化过程对于机体内 ATP 的生成至关重要。

碱性

液体酸中和能力的一种衡量方法。维姆·霍夫训练法可以让血液偏向碱性,带来各种健康益处。

强直性脊柱炎(AS)

关节炎的一种,长期存在于患者脊柱关节的炎症。

自身免疫性疾病

由于自身免疫系统错误攻击自身机体组织所导致的疾病。

自主神经系统(ANS)

一类神经控制系统,在很大程度上不受意识支配,负责调节诸如心率、消化、呼吸频率、瞳孔反应、排尿和性唤起等生理机能。

生化残余

化学反应的不良副产物。

生物化学

指对生物体内以及与生物体相关的化学过程的研究。生物化学过程赋予生命以复杂性。

棕色脂肪组织（BAT）

一类特殊的脂肪组织，被交感神经系统激活以后，它能够将化学能直接转化为热量。起初人们认为这种脂肪组织只存在于新生儿和婴儿体内，但近年研究已证实，成年人的体内也有活性棕色脂肪组织的存在。

大麻素

作用于大麻素受体的一大类外源性化合物之一。细胞中发现的内大麻素系统可改变大脑中的神经递质释放，而大麻素受体即为组成该系统的一部分。

心血管疾病

影响心脏或血管的一类疾病。

脉轮（chakra）

梵语词，指人体中精微的能量中心。通常认为脉轮沿脊柱分布，贯通颈部、眉心，直达头顶。

伴侣蛋白

　　一类特殊蛋白质，可协助其他大分子结构进行折叠展开或组装解体。

柠檬酸循环

　　普遍存在于需氧生物体内的一系列化学反应，通过将来自碳水化合物、脂肪和蛋白质的乙酰辅酶 A 氧化成三磷酸腺苷（ATP）和二氧化碳，来释放储存的能量。

舒适区行为方式

　　一种特定条件下的行为状态。表现为寻求尽可能地减少不确定性、稀缺性和脆弱性。

有意识呼吸法

　　对可改善呼吸功能的医疗方法的总称。有意识呼吸法包括引导呼吸意识以及培养改善呼吸的习惯。人体可对呼吸过程进行有意识或无意识的控制。

克罗恩病

　　一种炎症性肠病（IBD），会影响从口腔到肛门的全胃肠道的任意部位。症状包括腹痛、腹泻、发烧和体重减轻。

脱氧核糖核酸（DNA）

细胞中呈双螺旋结构的大分子，携带所有已知生物体发育、运转、生长和繁殖的遗传信息。

糖尿病

一类代谢紊乱疾病，症状为血糖长时间处于较高水平。

二甲基色胺（DMT）

一种天然化学物质，具有强烈的致幻作用。人体内存在内源性二甲基色胺。

内源性大麻素

人体细胞自然生成的物质分子，可与大麻素受体相结合，激活后者。

内分泌系统

人体内一类可产生激素的腺体构成的集合，这些激素负责调节新陈代谢、生长发育、组织功能、性功能、生殖、睡眠和情绪等多种生理活动。

子宫内膜异位

指正常情况下生长于子宫内部的组织在子宫外生长，由此所导致的疾病。

环境压力

由战争、温度、噪声和人群环境等刺激因素引发的压力。

表观遗传学

研究如何在不改变 DNA 本身结构的前提下改变 DNA 表达的一门学科。

战斗、逃跑或僵住反应

对感知到的伤害事件、攻击或生存威胁产生的生理反应。

喘息反射

突然浸没于温度低于 21 摄氏度的水中时,身体出现的一种不自主的反射。

基因表达

来自基因的遗传信息,用于合成功能性基因产物如蛋白质的过程。

糖蛋白

一类附着有糖链的蛋白质分子。

毒物应激

指中、高剂量状态下会产生毒害生物效应的物质,在低剂量时表现出有益影响。

碳氢化合物

仅含有碳和氢的有机化合物（如丁烷），通常存在于石油、天然气和煤炭中。

过度换气

一种呼吸异常加速的症状。

低体温症

由于身体失去热量的速度快于产热速度，导致体温过低的一种危险症状。

缺氧

指身体组织所获得的氧气量不足。

免疫系统

由生物体内众多生物结构和生理过程组成的宿主防御系统，可预防疾病发生。

炎症

机体内白细胞及其产生的物质，也指保护人体免受外源生物体如细菌和病毒感染的过程。

肋间肌

贯穿肋骨之间的肌肉群，帮助胸壁成形和移动。肋间肌与呼吸的力学特性密切相关。

白细胞介素

白细胞产生的一类糖蛋白，用于调节免疫反应。

内感受

指对于身体内部状态的感觉，既可以是有意识的，也可以是无意识的。

乳酸

乳酸是发酵的产物，在细胞呼吸过程中伴随葡萄糖的分解而产生。

乳酸阈值

指在血液中乳酸浓度较低或不增加的情况下，运动员能长时间维持的最大运动负荷或强度。

白细胞

制造于骨髓中，然后进入血液和淋巴组织的一类血细胞。白细胞是机体免疫系统的一部分，可以帮助身体对抗感染和其他疾病。

边缘系统

大脑中的一个复杂神经网络系统，涉及皮层边缘附近与本能和情绪相关的若干区域。该系统控制着基本情绪

（恐惧、快乐、愤怒）和基本欲望（饥饿、性、支配地位、照顾后代）。

脂质

含有碳氢化合物的一类分子，属于活细胞结构和功能的基本构件。脂质包括脂肪、油脂、蜡、某些维生素、激素以及细胞膜中除蛋白质以外的大部分组分。

红斑狼疮

一种长期自身免疫性疾病。患者体内的免疫系统过度活跃，会攻击正常的健康组织。具体症状包括炎症、肿胀以及关节、皮肤、肾脏、血液、心脏和肺部受损。

莱姆病

一种由疏螺旋体引起的传染性疾病，通过蜱虫传播。莱姆病可引发牛眼状皮疹以及类似流感的症状。另外，患者也有可能出现关节疼痛和四肢无力的症状。

淋巴系统

由组织和器官组成的网络系统，可以帮助清除体内的毒素、废物和其他不需要的物质。淋巴系统的主要功能是将含有抗感染白细胞的淋巴液输送至身体各个部位。淋巴系统属于血液循环系统的一部分。

哺乳动物脑区

由边缘系统组成的中脑部分,被认为是情绪和学习的控制中心。

新陈代谢活动

指生物体内维持生命运转的一系列化学反应。新陈代谢活动有三大主要功能:将食物转化为能量,推动各种细胞过程运行;将食物、养料转化为蛋白质、脂类、核酸和某些碳水化合物的构建模块;清除含氮废物。

新陈代谢率

恒温动物在静止状态下每单位时间内的能量消耗速率。

线粒体过程

线粒体(细胞器)吸收营养物质,将其分解,并为细胞制造能量分子的过程。

多发性硬化症(MS)

一种可能致残的大脑和脊髓疾病,患者免疫系统攻击覆盖神经纤维的保护鞘,导致大脑和身体其他部位之间的沟通出现问题。

肌肉可塑性

指肌肉根据施加于自身的环境条件而改变其结构和功

能特性的能力。

神经通路

指一系列相互连接的神经，电脉冲沿着该通路在体内传播。

副交感神经系统

自主神经系统的三大分支之一，它可以降低心率、增强肠道和腺体活力以及放松胃肠道中的括约肌，从而节约能量。

帕金森病

一种中枢神经系统的长期退行性疾病，主要影响运动系统。

中脑导水管周围灰质

存在于中脑的一个灰质区域，在自主神经功能、动机行为和对威胁性刺激的行为反应中发挥着关键作用。它也是主要的疼痛调控中心。

松果体

存在于大多数脊椎动物大脑中的锥形小内分泌腺，可产生褪黑素。褪黑素是一种调节睡眠模式的血清素衍生类激素。

本体感觉（动觉）

对于自身运动和身体位置的感觉，有时被称为第六感或第七感。

爬行动物脑

基底神经节的另一种叫法，是生物体在发育过程中从前脑底部衍生出来的结构。神经解剖学家曾经认为爬行动物和鸟类的前脑由上述结构主导，由此衍生出了这一术语。爬行动物脑被认为主导了物种特有的本能行为，譬如攻击、支配、领地意识和仪式展示。

类风湿性关节炎

一种慢性全身性的自身免疫性疾病，主要影响关节。通常会导致关节发热、肿胀、僵硬和疼痛。类风湿性关节炎的影响最常见于手腕和手部。

核糖核酸（RNA）

一类聚合物分子，在基因的编码、解码、调控和表达等各种生物过程中发挥着必不可少的作用。RNA 和 DNA 都属于核酸，核酸加上脂质、蛋白质和碳水化合物，构成了所有已知生命形式所必需的四大高分子化合物。

血氧饱和度仪

一种测量血液氧饱和度水平的仪器。

交感神经系统

自主神经系统的三大分支之一，与副交感神经系统相对。交感神经系统可激活所谓的或战或逃反应。

端粒酶

一种核糖核蛋白酶，可将物种依赖性端粒重复序列添加至端粒末端，并保护染色体末端免受 DNA 损伤或与相邻染色体融合。

端粒

染色体末端的重复核苷酸序列区域，可保护染色体末端免于退化或与相邻染色体融合。有研究人员认为端粒的损伤与衰老进程密切相关。

体温调节

即便环境温差巨大，生物体也可以在一定范围内维持体温的能力。

转录因子

一类蛋白质，可以通过与特定的 DNA 序列结合，来控制从 DNA 到信使 RNA 的遗传信息转录速率。转录因子打开和关闭基因的调节功能，确保基因在细胞和生物体的整个生命周期中，在正确的时间点、以正确的数量、在正确的细胞中表达。

拙火定

藏传佛教中的古老技法，修炼者通过呼吸和观想进入深度冥想状态，以增强自身的"内火"。

肿瘤坏死因子

一种参与全身性炎症的细胞信号蛋白，主要作用是调节免疫细胞。

迷走神经

大脑的 12 对脑神经中最长且最复杂的一对。它向大脑表面或从大脑表面向其他组织器官传递信息。

血管系统

血液循环的管道系统，可以将营养物质（如氨基酸和电解质）、氧气、二氧化碳、激素和血细胞输送至体内各处以提供营养，同时协助对抗疾病，稳定体温和 pH 值，保持内环境稳态。血管系统包括淋巴系统。

血管收缩

血管壁上的小肌肉群使血管变窄（收缩）。当血管收缩时，血液的流动会减慢或受阻。

《吠陀经》

最古老的印度教经书，以梵文写成，包含赞美诗、哲学以及对吠陀教祭司的礼仪指导，被认为奠定了印度教和佛教教义的基础。

最大摄氧量

一个人在剧烈运动过程中能最大程度利用的氧气量。

钩端螺旋体病

一种罕见的感染性疾病。由致病性钩端螺旋体引发的细菌感染。

延伸阅读

书籍

Blackburn, Elizabeth, and Elissa Epel. *The Telomere Effect*. New York: Grand Central, 2017.

Bushell, William, Erin Olivio, and Neil Theise. *Longevity, Regeneration, and Optimal Health*. Hoboken, NJ: Wiley-Blackwell, 2009.

Capel, Pierre. *The Emotional DNA: Feelings Don't Exist, They Emerge*. Amsterdam: K.pl Education, 2018. (English translation, 2019.)

Carney, Scott. *What Doesn't Kill Us*. New York: Rodale Books, 2017.

Dale, Cyndi. *The Subtle Body*. Boulder, CO: Sounds True, 2009.

Ehrmann, Wilfried. *Handbuch der Atem-Therapie (The Manual of Breath Therapy)*. Germany: Param, 2011.

Hof, Wim, and Justin Rosales. *Becoming the Iceman*. Maitland, FL: Mill City Press, 2011.

Hof, Wim, and Koen De Jong. *The Way of the Iceman*. St. Paul, MN: Dragon Door Publications, 2017.

Houtman, Anne, Megan Scudellari, and Cindy Malone. *Biology Now*. New York: W. W. Norton, 2018.

Kamler, Kenneth. *Doctor on Everest*. New York: Lyons Press, 2000.

Kamler, Kenneth. *Surviving the Extremes*. New York: St. Martin's Press, 2004.

Ryan, Christopher. *Civilized to Death*. New York: Simon & Schuster, 2019.

Satchidanada, Sri Swami. *The Yoga Sutras of Patanjali*. Buckingham, VI: Integral Yoga Publications, 2012.

期刊

Buijze, Geert A., H. M. Y. De Jong, M. Kox, M. G. van de Sande, D. Van Schaardenburg, R. M. Van Vugt, C. D. Popa, P. Pickkers, and D. L. P. Baeten. "An Add-On Training Program Involving Breathing Exercises, Cold Exposure, and Meditation Attenuates Inflammation and Disease Activity in Axial Spondyloarthritis—A Proof of Concept Trial." *PLOS One* 14, no. 12 (December 2, 2019). doi:10.1371/journal.pone.0225749.

Costa, Dora L., Noelle Yetter, and Heather DeSomer. "Intergenerational Transmission of Paternal Trauma Among US Civil War Ex-POWs." *Proceedings of the National Academy of Sciences of the United States of America* 115, no. 44 (October 30, 2018). pnas.org/content/115/44/11215.

Groothuis, Jan T., Thijs M. Eijsvogels, Ralph R. Scholten Scholten, Dick Thijssen, and Maria T. E. Hopman. "Can Meditation Influence the Autonomic Nervous System? A Case Report of a Man Immersed in Crushed Ice for 80 Minutes." innerfre.nl/files/can-meditation-infuence-ans-hopman.pdf.

Kandasamy, Narayanan, Sarah N. Garfinkel, Lionel Page, Ben Hardy, Hugo D. Critchley, March Gurnell, and John M. Coats. "Interoceptive Ability Predicts Survival on a London Trading Floor." *Scientific Reports* 6, 32986 (2016). doi: 10.1038/

srep32986, nature.com/articles/srep32986.

Kipnis, Jonathan. "Immune System: The Seventh Sense." *Journal of Experimental Medicine* 215, no. 2 (January 16, 2018). rupress.org/jem/article/215/2/397/42541/Immune-system-The-seventh-sense-Immune-system-Th.e.

Kipnis, Jonathan. "The Seventh Sense." *Scientific American* (August 2018). scientifcamerican.com/article/the-seventh-sense/.

Kox, Matthijs, Lucas T. van Eijk, Jelle Zwaag, Joanne van den Wildenberg, Fred C. G. J. Sweep, Johannes G. van der Hoeven, and Peter Pickkers. "Voluntary Activation of the Sympathetic Nervous System and Attenuation of the Innate Immune Response in Humans." *Proceedings of the National Academy of Sciences of the United States of America* 111, no. 20 (May 20, 2014). doi: 10.1073/pnas.1322174111.

Kozhevnikov, Maria, James Elliott, Jennifer Shephard, and Klaus Gramann. "Neurocognitive and Somatic Components of Temperature Increases During g-Tummo Meditation: Legend and Reality." *PLOS One* 8, no. 3 (March 2013). doi: 10.1371/journal.pone.0058244.

Ledford, Heidi. "Behavioural Training Reduces Inflammation." *Nature News* (May 5, 2014). nature.com/news/behavioural-training-reduces-infammation-1.15156.

Muzik, Otto, Kaice T. Reilly, and Viabhav Diwadkar. "'Brain Over Body'—A Study on the Willful Regulation of Autonomic Function During Cold Exposure." *NeuroImage* 172 (February 2018). doi: 10.1016/j.neuroimage.2018.01.067.

Nichols, David E. "N,N-Dimethyltryptamine and the Pineal Gland: Separating Fact from Myth." *Journal of Psychopharmacology* (November 2, 2017). doi: 10.1177/0269881117736919.

Van Marken Lichtenbelt, Wouter, J. W. Vanhommeirg, N. M.

Smudlers, J. M. Drossaerts, G. J. Kemerink, N. D. Bouvy, P. Schrauwen, and G. J. Teule. "Cold-Activated Brown Adipose Tissue in Healthy Men." *New England Journal of Medicine* 360, no. 15 (April 9, 2009). ncbi.nlm.nih.gov/pubmed/19357405.

Vosselman, Maartin J., Guy H. E. J. Vijgen, Boris R. M. Kingma, Boudewjin Brans, and Wouter D. van Marken Lichtenbelt. "Frequent Extreme Cold Exposure and Brown Fat and Cold-Induced Thermogenesis: A Study in a Monozygotic Twin." *PLOS One* 9, no. 7 (July 11, 2014). journals.plos.org/plosone/article?id=10.1371/journal.pone.0101653.

网站

Angier, Joseph. "Iceman on Everest: 'It Was Easy.'" ABC News (April 14, 2009). abcnews.go.com/Health/story?id=4393377&page=1.

Dattagupta, Shahana. "Arjuna and the Fish Eye: Te Fallacy of Being OverInformed, Hyper-Busy and Multi-Tasking." *Reflections and Revelations* (December 15, 2009). fyingchickadee.wordpress.com/2009/12/15/arjuna-and-the-fsh-eye-the-fallacy-of-being-over-informed-hyper-busy-and-multi-tasking/.

Ehrmann, Wilfried. "Intense Breathing and Control of Immune System." wilfried-ehrmann-e.blogspot.com/2015/10/intensive-breathing-has-amazing-effects.html.

Kamler, Kenneth. "World Record Attempt on Regis and Kelly ABC TV Show" (September 17, 2009). wimhofmethod.com/uploads/kcfinder/files/WHM_DataInfo%20Kamler.pdf.

Rogers, Martin. "Extreme Breathing, Cold Helps UFC heavyweight Alistair Overeem Train." *USA Today*, March 1, 2017. usatoday.com/story/sports/ufc/2017/03/01/ufc-209-alistair-overeemheavyweight/ 98609304/.

Stanger, Shelby. "Change Your Breath, Change Your Life." *Outside*, June 9, 2016. outsideonline.com/2086911/iceman-cometh.

Steenbeek, Jelle. "Sexual Kung Fu." wimhofmethod.com/blog/sexual-kung-fu. For more information, visit lionwood.nl.

Weatherford, Steve. "How the Wim Hof Experience Has Changed Me." weatherford5.libsyn.com/how-the-wim-hof-experience-has-changed-me.

图书在版编目（CIP）数据

冰人呼吸法 /（荷）维姆·霍夫著；徐黄兆译. --
北京：北京联合出版公司, 2025. 7. -- ISBN 978-7
-5596-7841-6

Ⅰ. R322.3

中国国家版本馆CIP数据核字第2024RV5019号

Copyright © 2020 Wim Hof. Foreword © 2020 Elissa Epel.
Wim Hof Method® is a registered trademark of Innerfire B.V.
Simplified Chinese language edition published in agreement with Sounds True, Inc.
through The Artemis Agency.
Cover photo © InnerFire

本书中文简体版权归属于银杏树下（上海）图书有限责任公司
北京市版权局著作权合同登记 图字：01-2024-4486

冰人呼吸法

著　者：[荷]维姆·霍夫
译　者：徐黄兆
出品人：赵红仕
选题策划：后浪出版公司
出版统筹：吴兴元
编辑统筹：王　頔
责任编辑：孙志文
特约编辑：舒亦庭
营销推广：ONEBOOK
装帧制造：墨白空间·张萌

北京联合出版公司出版
（北京市西城区德外大街83号楼9层　100088）
天津中印联印务有限公司印刷　新华书店经销
字数140千字　889毫米×1194毫米　1/32　9.25印张
2025年7月第1版　2025年7月第1次印刷
ISBN 978-7-5596-7841-6
定价：52.00元

后浪出版咨询（北京）有限责任公司　版权所有，侵权必究
投诉信箱：editor@hinabook.com　fawu@hinabook.com
未经书面许可，不得以任何方式转载、复制、翻印本书部分或全部内容
本书若有印、装质量问题，请与本公司联系调换，电话010-64072833